Dr. med. Berndt Rieger

Hashimoto und Basedow

Schilddrüsenerkrankungen ganzheitlich behandeln und heilen

- Alle wichtigen Therapien aus Naturheilkunde und Schulmedizin
- Natürliche Schilddrüsenblocker und Jodgehalt von Nahrungsmitteln
- Fallbeispiele

HERBiG GESUNDHEITSRATGEBER

Die Ratschläge in diesem Buch sind von Autor und Verlag sorgfältig geprüft, dennoch kann keine Garantie übernommen werden. Jegliche Haftung des Autors bzw. des Verlages und seiner Beauftragten für Gesundheitsschäden sowie Personen-, Sach- und Vermögensschäden ist ausgeschlossen.

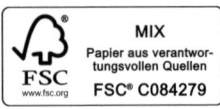

Besuchen Sie uns im Internet unter:
www.herbig-verlag.de

3. Auflage 2014

© 2012 F. A. Herbig
Verlagsbuchhandlung GmbH, München
Alle Rechte vorbehalten
Umschlaggestaltung: Wolfgang Heinzel
Lektorat: Gabriele Berding
Satz: VerlagsService Dr. Helmut Neuberger
& Karl Schaumann GmbH, Heimstetten
Gesetzt aus der 11/15 Punkt Bliss
Druck und Binden: Finidr s.r.o.
Printed in EU
ISBN 978-3-7766-2687-2

Inhalt

Die Hashimoto-Thyreoiditis   113

Einleitung

Der Morbus Basedow und die Hashimoto-Thy-   Autoimmun-
reoiditis sind beide Autoimmunerkrankungen,   erkrankungen
die – wenn auch in unterschiedlichem Maß –
die Betroffenen stark beeinträchtigen können. Beim Basedow steht
meist die Schilddrüsenüberfunktion im Vordergrund, die den Menschen mit Herzrasen, Blutdruckentgleisungen, Ängsten und Gewichtsverlust in die Knie zwingt. Die Hashimoto kann mit
scheinbar milderen Beschwerden einhergehen, aber letztendlich
auch dazu führen, dass sich die Schilddrüse auflöst und ihre Funktion lebenslang mit einer Tablette L-Thyroxin ersetzt werden muss.
Diese Aussicht ist gravierend genug, dass die Schulmedizin mit
drastischen Mitteln dagegen vorgeht. Das ist nicht immer gut,
denn in vielen Fällen führt es eher zu einer Verschlechterung der
Krankheit. Die Behandlung mit Pharmazeutika, Strahlentherapien
oder Operationen kann nur in sehr seltenen Fällen eine Heilung
bewirken. Die bei der Diagnose einer Autoimmunerkrankung der
Schilddrüse genannten drastischen Folgen werden dann häufig zu
einer sich selbst erfüllenden Prophezeiung.

Ganz anders und viel positiver sieht die Sache aus, wenn man sich
der Autoimmunkrankheit der Schilddrüse mit sanften, energeti-

schen Arzneien nähert. Das ist im Anfangsstadium nicht immer möglich, da gerade beim Morbus Basedow eine Überfunktion dermaßen massiv sein kann, dass man vorübergehend Pharmazeutika einsetzen muss, um eine rasche Beruhigung zu erzielen. Man kann die Situation mit der eines Kindes vergleichen, das vor Aufregung und Überforderung laut schreit und dabei gar nicht hören kann, was man ihm sagt. Erst wenn man seine Aufmerksamkeit gewonnen hat, ist es für Worte zugänglich. Ganz ähnlich sieht es aus bei einer Krankheit mit erheblicher Eigendynamik, die schubhaft in krisenhafte Zustände lenkt. Sie muss erst für die Heilung »aufgeweckt« werden, um auf sanfte Medizin überhaupt ansprechen zu können. Und es muss auch der Krankheit bewusst gemacht werden, dass man Mittel verschiedener Wirkintensitäten

Die Krankheit für Heilung »ansprechbar« machen

für die Behandlung zur Verfügung hat. Erst wenn man kräftig und entschieden gegen sie vorgegangen ist, neigt sie dazu, »einzulenken« und für die Heilung empfänglich zu werden. Das soll nicht heißen, dass man Hashimoto und Basedow nicht schon im Ansatz homöopathisch behandeln kann. Tatsächlich gibt es auch im Krankheitsschub häufig eine Situation, wo gut ausgewählte naturheilkundliche Mittel eine sofortige Heilreaktion einleiten können. Denn die Ursache der Autoimmunkrankheiten der Schilddrüse ist – meiner Einschätzung nach und zumindest in allen mir bekannten Fällen – eine seelische Verknotung, ein psychosomatisches Leiden, das durch sanfte und rücksichtsvolle Arzneien meist viel leichter und nachhaltiger aufgelöst werden kann als durch traumatisierende Eingriffe.

Über 90 Prozent der an Hashimoto oder Basedow Erkrankten sind Frauen. Warum ist das so? Weil die Schilddrüse das Organ der Leistung in Verbindung mit Emotionalität ist, einer der Hauptsitze der emotionalen Intelligenz des Menschen. Hier können Krankheiten immer dann entstehen, wenn einem der Kopf etwas anderes sagt als das Herz. Wenn sich Gefühle anstauen, zum Beispiel

Fast nur Frauen erkranken an Hashimoto oder Basedow

weil man Leistung erbringen muss und es eigentlich nicht mehr will. Die Schilddrüse ist ein Organ, das uns durch erhöhte Aktivität hilft, im Leben mehr und Stärkeres zu leisten. Und die Schilddrüse ist auch die Hormondrüse, die hierarchisch über allen anderen Hormondrüsen steht und diese in ihrer Funktion auch regulieren kann, indem sie ihre Aktivität mal steigert oder drosselt und uns dadurch emotionaler oder weniger emotional macht. Mal sinnlicher, mal weniger sinnlich. Sie schafft auch die Grundbedingungen dafür, als Mensch überhaupt funktionieren zu können. Wenn sie das tut, fühlen wir uns jung und dynamisch, oder um in der Sprache der alten Medizin zu sprechen: Wir sind »luftig«, also warm und feucht. Hormone sind aber nicht nur dazu da, unseren Körper wärmer und feuchter zu machen. Sie rufen unsere Lust am Leben hervor, machen uns zu fühlenden Wesen. Die Schilddrüse ist auch dafür verantwortlich, dass wir »als Frau« reagieren und uns als »Frau« (oder Mann) empfinden können. Als schönes, sinnliches Wesen, aber auch als Mutter. Für viele Frauen bietet vor allem die Rolle als Mutter einen Ankerpunkt in der Familie und im Leben. Wenn sie diese Rolle konfliktfrei einnehmen können, wird auch die Schilddrüse normal funktionieren. Ist diese Möglichkeit gestört – beispielsweise, weil einem die eigene Mutter oder Schwiegermutter die Erfüllung dieser Rolle erschwert –, kann es zu dieser Selbstentfremdung kommen, die wir mit den Autoimmunkrankheiten der Schilddrüse verbinden. So wie man sich emotional fremd wird, verwandelt sich auch die Schilddrüse in einen Fremdkörper und wird vom eigenen Immunsystem angegriffen. Beim Basedow entsteht so eine Überaktivität.

Bei Selbstentfremdung kann auch die Schilddrüse zum Fremdkörper werden

Wir bewegen uns schneller und intensiver, um uns so schneller und intensiver zu erfahren und in die eigene Mitte zu kommen. Diese »Strategie« der Krankheit geht nur selten auf, eher verlieren wir uns in der Krankheit. Bei der Hashimoto stellt die Entzündung der Schilddrüse das Gefühl der Unterlegenheit und des Nicht-angekommen-Seins organisch dar. So, wie die Leistung der Schilddrüse zurückgeht, gehen auch die Anstrengungen der betroffenen Frauen zurück, ihre sinnliche Wesenhaftigkeit und Rolle als Frau und/oder Mutter zu entfalten. Ein wichtiger Störfaktor ist hier nicht zuletzt die feste Vorstellung in unserer westlichen Welt, wo die Frau entweder in die Rolle des Heimchens am Herd oder in die der kalten Karrierefrau gepresst wird. Sehr häufig sind Hashimoto-Kranke Frauen in der Mitte des Lebens, die lange in ihrem Beruf gearbeitet und dabei die Familiengründung versäumt haben. Während die »biologische Uhr« immer lauter tickt und die Stimmen der Mediziner immer bedrohlicher von Missbildungen raunen, stellt dann die Krankheit eine Form des Kompromisses dar. Dadurch dass die Hashimoto die Schilddrüse lahmlegt und damit auch die Fruchtbarkeit der Frau zurückgeht, kommt sie gar nicht erst in die Lage, ein Kind empfangen zu können, das ihre Karriere behindern könnte. Und damit bleibt ihr auch die Diskussion über ihre Rolle in der Gesellschaft erspart.

Eine »Schilddrüsenpflege« mit sanften Arzneien ist bei Auto-immunerkrankungen nötig – selbst wenn gerade kein Krankheits-schub vorliegt. Ist die Funktion der Schilddrüse gestört, verlieren wir unsere »Schwingungsfähigkeit« und unsere »Wärme«. Eine Schilddrüse, die ihre Aufgaben nicht mehr bewältigen kann und überdreht oder sich entzündet, macht uns als Menschen härter und selbstsüchtiger oder stumpf und teilnahmslos. Es bedeutet für Schilddrüsenkranke eine große Anstrengung, ihr Leben trotzdem zu führen und dabei warme und intensive Kontakte mit ihren Mit-menschen zu unterhalten. Wer eine Hashimoto oder Basedow er-lebt hat, weiß, dass bei dieser Krankheit nicht nur die Schilddrüse Unterstützung braucht, sondern der ganze Mensch lechzt nach Hilfe. Diese kann aber nicht darin bestehen, die Schilddrüse medi-zinisch zu »entmündigen«, indem man einfach Schilddrüsen-hormontabletten schluckt, die ihre Funktion ersetzen sollen. Oder indem wir die Schilddrüse in ihrer Arbeit auch noch durch Schilddrüsenblo-cker behindern und damit medikamentös die Gefühlswelt des Menschen dämpfen. Diese Verhältnisse erklären, warum eine »wissenschaftlich«-nüchterne Betrachtung der Schild-drüse und ihrer Störungen nur begrenzt alltagstauglich ist. Denn ihre logische Konsequenz ist es, uns medikamentös in Automaten zu verwandeln. Die medizinische Lösung muss ganz im Gegenteil darin bestehen, unsere Arzneien der Empfindlichkeit der Schild-drüse anzupassen. Wir haben es hier mit einem Organ zu tun, das mehr als die meisten anderen direkt von unserer Seele regiert und mit Arzneien für die Seele am effektivsten erreicht wird. Dazu ge-hören vor allem die energetischen, sanften Heilmittel: Homöopa-thie, Schüßler-Salze, Bachblüten und die Pflanzenaromen.

Einfach Schilddrüsen-hormontabletten schlucken?

In diesem Buch soll alles dargestellt werden, was über die beiden Krankheitsbilder zu sagen ist, welche schulmedizinischen Behandlungsmöglichkeiten bestehen und welche Wege der ganzheitlichen Behandlung es geben könnte. Diese Behandlung wird mit einfachen Allgemeinmaßnahmen und einem Grundbehandlungsschema beginnen und bis hin zu den feinsten Verästelungen der Homöopathie reichen, um Ihnen eine individuelle und umfassende Eigenbehandlung zu ermöglichen.

Die Schilddrüse

Man nennt sie wegen ihrer Form auch die »Schmetterlingsdrüse« und dieser Name passt auch zu der Empfindung, die sie uns verleihen kann. Wenn die Schilddrüse gut funktioniert, werden wir leicht und flatterhaft. Wir können mit ihrer Hilfe alle unsere Anlagen entfalten. Wir »leben« – sind beweglich und leicht. Die schöne Zeit nach der Bewegungsarmut und Schwere der Säuglingszeit erlaubt uns, das Stehen und Gehen und Laufen zu erfahren. Eine Zeit, in der wir lebhaft, fast schwerelos und lustig sind, ein Kind geworden im wahrsten Sinne des Wortes, unbeschwert, neu-gierig, offen für die Welt. Diesen Zustand haben wir der Schilddrüse zu verdanken, denn sie ist es, die während der Säuglingszeit unermüdlich Jod verstoffwechselt, es an Aminosäuren gebunden hat. Damit ist dieses Alkalimetall der Meere für den Körper verständlich geworden. Jod ist langsam und unermüdlich in jede Pore unseres Körpers eingedrungen und hat die Körperzellen stimuliert und aktiviert. Das ist es letztendlich, was uns als Menschen unsere intellektuellen Gaben beschert und unsere stürmischen Gefühle und die Beweglichkeit in unseren Gliedern hervorgerufen hat, die man Lebenslust nennt.

Die Schilddrüse ist ein ziemlich schlaues Organ. Wenn wir den Körper mit Unmengen von Jod überschwemmen, bremst sie ihre Hormonproduktion, weil sie diese Fülle als Gefahr erkennt. Wenn wir aber durch karge Zeiten gehen und nur sehr wenig Jod aufnehmen, verwendet sie diese Spuren immer klüger, wird immer sparsamer in ihren Produktionsabläufen, um auch noch das kleinste Jodatom für den Körper nutzbar zu machen. Bei lange anhaltenden Jodmangelzuständen vergrößert sie sich deshalb auch.

Vergrößerung der Schilddrüse bei Jodmangel

Sie baut neue, sozusagen noch bessere Fabriken in der Hoffnung, damit ausreichend Hormone produzieren zu können. Das Ergebnis: Wir bekommen einen Kropf, eine Struma, eine sichtbare Vergrößerung der Schilddrüse als Vorwölbung am Hals. All das sind Mechanismen, die von den Körperdrüsen sonst in Ansätzen nur die Leber kennt, die Königin des Stoffwechsels. So smart wie die Schilddrüse ist sonst keine Drüse im Körper. Die Schilddrüse zeigt in Notsituationen richtig Eigeninitiative und gibt anderen Hormondrüsen des Körpers Anweisungen. Hier hat die Schilddrüse sozusagen den Status einer selbstständigen kleinen Spezialisteneinheit, deren Anweisungen von Hoden oder Eierstöcken, Gebärmutter und Prostata und von der Brustdrüse auch befolgt werden. Diese Drüsen können nämlich nur dann funktionieren, wenn die Schilddrüse mit ihrem Hormon eine Grundfeuchtigkeit und Wärme im Körper bildet, ein Humus, auf dem Geschlechtshormone überhaupt erst gedeihen können. Lässt die Schilddrüse mit ihrer Aktivität nach, geraten Mann wie Frau in einen Zustand, den man Klimakterium nennt. Sie werden alt vor dem Alter, mit allen Erscheinungen, die wir mit dem Alter assoziieren. Wir sehen alt aus und wir fühlen uns alt – weil unsere Schilddrüse nicht funktioniert.

Die Schilddrüse zeigt ihre Intelligenz auch in ihrer Fähigkeit, mit dem Gehirn und dem übrigen Körper im ständigen Austausch zu stehen. Das Gehirn kann mit einem Botenstoff, dem TSH, der Schilddrüse die klare Botschaft übermitteln, entweder mehr oder weniger Hormone zu produzieren, und das ganz fein abgestimmt von Minute zu Minute durch alle Biorhythmen des Tages und der Nacht und der Jahreszeiten hindurch. Der Körper hat feine Messfühler, mit denen er wahrnehmen kann, ob genug Jod in die Zellen gelangt. Er kann es dem Gehirn mitteilen, das es wiederum der Schilddrüse übermittelt. Aber darüber hinausgehend kann das Gehirn durch eine Erhöhung von TSH die Schilddrüse anweisen, die Hormonproduktion z. B. bei einer Überhitzung des Körpers durch Aktivität oder aufgrund klimatischer Bedingungen runterzufahren; oder wenn eine Panikattacke die Angst- und Stresshormone aktiviert hat, mit ähnlichen Symptomen wie bei einer Schilddrüsenüberfunktion: Herzklopfen, hoher Blutdruck, Schwitzen, Angst. Hier ist die Schilddrüse so intelligent, ihre eigene Produktion zu mindern und damit eine beruhigende Wirkung auszulösen, selbst wenn sie genau »weiß«, dass durch diese Störung und die Reaktion darauf auch die Jodversorgung der Zellen nicht mehr optimal sein wird.

Vielleicht die wichtigste Funktion der Schilddrüse ist es, uns überhaupt erst zu Individuen zu machen. Bei einer kranken

Schilddrüse sind wir nicht die Menschen, die wir »eigentlich« sind, weil nicht nur die übrigen Körperzellen schlecht versorgt sind, sondern eben auch die Nervenzellen des Körpers, die unser Denken und Fühlen hervorrufen. Davon gibt es grob gesagt zwei Grundtypen: Die Nervenzellen des Gehirns sind für unsere intellektuellen Fähigkeiten zuständig und die Nervenzellen im Bauch für unsere Gefühle. Unsere Instinkte, unsere Emotionen, unsere Ahnungen hängen an diesem »Bauchhirn«, das ebenfalls in seinen Zellen eine gute Jodversorgung benötigt. Dieses Bauchhirn produziert auch selbst Hormone – Serotonin beispielsweise oder auch Dopamin. »Glückshormone« nennt man sie beide, weil sie gebraucht werden, um das Grundgefühl der Zufriedenheit hervorzurufen, das wir zum Leben brauchen. Ohne die Schilddrüse liegen diese Zellen brach, die Hormonproduktion versiegt. Aber auch die Hirnzellen sind überaus stark von einer gut funktionierenden Schilddrüse abhängig. Wenn diese nicht dafür sorgt, dass der Hirnstoffwechsel funktioniert, erscheinen wir

Auch Hirnzellen sind von der Schilddrüse abhängig

dümmer und fauler, als wir eigentlich sind. Man muss einmal erlebt haben, was die Gabe von L-Thyroxin bei Menschen auch intellektuell und gefühlsmäßig bewirken kann, wenn es ihnen längere Zeit an Schilddrüsenhormon gemangelt hat. Wo vorher Gleichgültigkeit und Depression regiert haben, gerät nun der Mensch wieder in Bewegung, wacht auf und entfaltet sich. Der Mensch, der zum Vorschein kommt, ist der eigentliche Mensch, er kann jetzt das zeigen, was in ihm gesteckt hat. Er konnte es nur entfalten durch eine gut funktionierende Schilddrüse, die genau die nötige, fein abgestimmte Dosis an Hormon zu verabreichen in der Lage ist.

Diese einleitenden Worte sollen auch klarmachen, wie unnötig und gefährlich viele der zahlreichen Schilddrüsenoperationen sind. Dem Körper dabei Gewalt anzutun und ihm eines seiner wichtigsten Organe zu rauben ist schrecklich genug und die dabei entstehende Narbe auch kein kleines Problem unter energetischen Gesichtspunkten, von denen wir hier gar nicht reden wollen. Das wahre Drama der Operation liegt jedoch im Danach. Denn nur wenige Menschen bekommen nach einer OP ungefähr die Schilddrüsenhormonmenge über ihre L-Thyroxin-Tablette, die sie belastungs- und biorhythmusabhängig brauchen würden. Das Resultat davon: Sie leben nur ein halbes Leben. Deswegen gehört es zu einer der wichtigsten Aufgaben des Arztes, eine Operation mit allen Mitteln zu verhindern, soweit kein schwerwiegender Grund dafür besteht.

Schilddrüsen-OP möglichst verhindern

Sicherlich waren die ärztlichen Kollegen in der ersten Hälfte des 20. Jahrhunderts gut beraten, Jodmangelkröpfe zu operieren, die so schwerwiegend waren, dass sie den Betroffenen die Luft zum Atmen raubten. Doch solche riesigen Kröpfe (Strumen) gibt es heute gar nicht mehr. Sicherlich ist es auch sinnvoll, bei Schilddrüsenkrebs zumindest jenen Teil der Schilddrüse operativ zu entfernen, in dem der Tumor sitzt. Ob gleich das gesamte Organ daran glauben muss, wie das bei einer »Strumektomie« der Fall ist, müsste eigentlich auch diskutiert werden. Diese Fälle kommen aber sehr selten vor. Das Häufigste sind Schilddrüsen-OPs, die überhaupt nicht notwendig gewesen wären. Zumindest, wenn man daran glaubt, dass man Schilddrüsenknoten auch ohne OP oder Bestrahlung behandeln kann – was leider nicht viele Ärzte tun. Es fällt vielen schon schwer, Schilddrüsenknoten einfach zu akzeptieren und zu beobachten. Und es gibt noch weniger, die einen Knoten beobachten, ohne gleich nebenbei L-Thyroxin zu verordnen – egal wie fragwürdig diese Gabe sein mag. Nach meiner Erfahrung gibt es nur sehr wenige Knoten, deren Wachstum dadurch zum Stillstand gekommen ist. Aber solche medizinischen Erwägungen werden ja auch immer seltener. Wer Schilddrüsen operieren will, macht sich nicht unbedingt Gedanken, was die Sache für den Betroffenen bringt und ob sich die Mühsal des Eingriffs überhaupt lohnt. Meistens wird heute aus nicht medizinischen Gründen operiert. Beispielsweise, weil so eine Operation einem Krankenhaus dabei helfen kann, Personal zu bezahlen. Oder weil ein Bürokratismus eine bestimmte Anzahl von Operationen im Jahr von einem Chirurgen oder einer Krankenanstalt fordert, damit die Genehmigung für diese Eingriffe auch fürs nächste Jahr erteilt wird. Oder es ist ein Investor, der einen Chefarzt dazu zwingt, soundso oft im Jahr Schilddrüsen zu operieren, weil diese Art von Eingriff kostentechnisch günstig und risikoarm ist. Wir sprechen hier also von Operationen, die mit Ihnen und Ihrer individuellen Krankheit überhaupt nichts zu tun haben. Diese sollten auf jeden Fall verhindert werden. Und die Drohgebärden von Ärzten, die ihren Klienten Schilddrüsenoperationen damit aufdrängen wollen, sollten aufhören. Die in diesem Zusammenhang

Sie und Ihre individuelle Krankheit sollten wichtig sein

häufig gemachte Aussage, dass Knoten ja womöglich zum Krebs »entarten« könnten, ist schlichtweg falsch. Knoten bleiben in der Regel das, was sie von Anfang an waren, nämlich entweder gutartig oder bösartig. Man könnte heute wahrscheinlich über 90 Prozent aller PatientInnen, die operiert werden sollen, mit anderen sanften Heilmethoden weit effektiver und unter Erhaltung der Schilddrüse behandeln. Denn die Schilddrüse ist ja ein überaus kluges und feinfühliges Organ, das auf wohlbedachte und abgemessene therapeutische Reize durchaus zu reagieren weiß. Wie oft ist es mir gelungen, durch ein paar Kügelchen einer homöopathischen Arznei Schilddrüsenknoten zum Schrumpfen zu bringen! Wie oft sind diese von selbst verschwunden, weil ein großer seelischer Konflikt, eine innerliche »Verknotung«, durch irgendwelche Umstände behoben wurde! Heilungen stehen gerade bei der Schilddrüse in der naturheilkundlichen Praxis an der Tagesordnung. Denn die Schilddrüse ist nicht nur das Organ, das unsere innerliche Entfaltung bewirkt, sondern auch eines, das selbst durchaus bereit ist, in Richtung einer Heilung zu »arbeiten«. Dafür braucht die Schilddrüse wenig mehr als eine ausreichende Versorgung mit Jod in der Nahrung und im Krankheitsfall eine gute Schilddrüsenpflege mit Schüßler-Salzen, Bachblüten, Homöopathie, Heilpflanzen und Temperaturanwendungen. Das sind alles Heilreize, die als überaus sanft gelten dürfen und deshalb von einem so intelligenten Organ auch am besten verstanden werden können. Diese Reize sollten der Schilddrüse immer erst angeboten werden, bevor man überhaupt an chirurgische Eingriffe denkt.

Autoimmunerkrankungen

Bevor wir gezielt auf Schilddrüsenerkrankungen eingehen, soll noch ein kurzer Blick auf Autoimmunerkrankungen geworfen werden. Wie das Wort schon sagt, scheint hier das Immunsystem des Körpers, statt feindliche Eindringlinge abzuwehren, die eigenen Organe anzugreifen, wobei beispielsweise im Fall des Morbus Hashimoto die ganze Schilddrüse aufgelöst wird, spurlos verschwindet ... sodass man später gar nicht auf den Gedanken kommen könnte, dass hier einmal eine Schilddrüse war. Da ist schon die Frage erlaubt: Warum macht ein Körper das? Vor allem: Welche Gewebe und Organe des Körpers können denn dermaßen als Feinde definiert werden?

Es gibt heute 60 bekannte Autoimmunerkrankungen. Die Wissenschaft schreitet fort, wird immer genauer. Vielleicht erkennt man deshalb auch eher, was früher unter den Tisch gefallen ist. Trotzdem bleibt die These zulässig, dass es früher wohl keine oder nur sehr wenige dieser Erkrankungen gegeben hat. Autoimmunkrankheiten sind modern. Sie sind meiner Meinung nach Ausdruck unseres westlichen Lebensstils, bei dem sich einiges geändert hat. Früher gab es ein Urvertrauen in Gemeinschaften, enge Familienbande, Sippen, Religionsverbände, das so heute nicht mehr gegeben ist. Wir leben in einer Zeit, in der wir häufig von unserer Umgebung als Gegner erkannt werden – fast so wie Zellen in einem Organismus, in dem sie früher einfach dazugehört haben, nun aber von Immunzellen angegriffen werden. Meiner Meinung nach spiegeln Autoimmunerkrankungen nur ein Phänomen unserer westlichen Gesellschaft. Bei den Autoimmunerkrankungen betrifft dieses Phänomen vor allem die äußeren und inneren Oberflächen des Körpers, darüber hinausgehend aber auch die Leistungszentren wie die Leber, die Niere oder das Gehirn. Es ist meine therapeutische Erfahrung, dass man einen Menschen mit multipler Sklerose, bei der Gehirn- und Rückenmarkszellen von dieser Autoaggressivität befallen werden, mit Menschen vergleichen kann, die einen Lupus erythematodes

Autoimmunerkrankungen – Ausdruck des westlichen Lebensstils?

oder ein Goodpasture-Syndrom haben, bei dem die Niere betroffen ist, und dass diese Menschen innerlich wiederum mit Patienten übereinstimmen, die an einem Morbus Basedow oder einer Hashimoto-Thyreoiditis leiden. In allen Fällen gibt es meiner Erfahrung nach eine Lebenssituation oder einen seelischen Kernkonflikt, bei dem Grenzüberschreitungen zur »Organüberforderung« führen. Selbstzweifel sind die Grundlage dieses Mechanismus, der Mensch wurde von außen dazu gezwungen, eigene Gefühle, Gedanken oder Handlungen grundsätzlich infrage zu stellen. Eigeninitiative zu rauben kann hier sehr gefährlich werden. Diese Art von Zwang hindert den Menschen daran, ein selbstbestimmtes Leben zu führen und seine Gesetze nach dem zu gestalten, was man selbst für gut und richtig erkennt. Das öffnet das Tor zu Krankheiten des Selbstzweifels.

Dass sich bei der Hashimoto-Thyreoiditis die Schilddrüse mitunter auflöst, ist meinem Verständnis nach der Versuch des Immunsystems, auf einen Zwang, der von außen auf die Seele einwirkt, zu reagieren. Der Körper entfernt dann in großer Bereitwilligkeit jenes »Hindernis«, das er gegen diese Anmutungen noch bietet, einfach im vorauseilenden Gehorsam. Selbstzerstörung als Weg. Welcher Aggressor kann es sein, der die Hashimoto hervorruft? Es muss ein Zwang sein, der sich gegen die eigene Leistungsbereitschaft des Menschen wendet, gegen seine Individualität und die Anziehungskraft als Person. Eigentlich ein Zwang also, der einem die eigene Wesenhaftigkeit rauben möchte. Und die Therapie einer Hashimoto-Thyreoiditis wird dann zum Versuch, sich gegen diese Zumutung zu wenden und der Persönlichkeit des Patienten oder der Patientin wieder neu zum Durchbruch zu verhelfen.

Der Morbus Basedow

Es hängt mit einer alten Erinnerung zusammen, dass wir den »Basedow«, wie wir ihn in diesem Buch kurz nennen wollen, so ernst nehmen und bei seiner Diagnose sofort in Panik die Hände

Warum Panik bei der Basedow-Diagnose?

über dem Kopf zusammenschlagen. Bekannt geworden ist diese Erkrankung in Deutschland spätestens im Jahr 1840, als der deutsche Arzt Carl Adolph von Basedow sie unter dem Begriff »Glotzaugenkachexie« zusammenfasste. Die Erkrankten waren Menschen mit einer Schilddrüsenüberfunktion, deren Augen aus den Höhlen hervortraten und die extrem abmagerten, also »kachektisch« wurden und dann starben. Fünf Jahre vor Basedow hatte der Engländer Robert James Graves die Krankheit beschrieben, weshalb sie im englischen Sprachraum auch als Graves-Disease vorkommt. Aber es gibt noch zahlreiche andere Forscher, die sie mit ihrem Namen belegt haben, darunter Begbie, Flajani, Marsh oder Parry.

Die »Glotzaugenkachexie« ist heute glücklicherweise so selten geworden, dass man auch den Begriff nicht mehr verwendet. Vereinzelt aber sieht man im Stadtbild noch Menschen, auf die die Krankheitsbeschreibung zutrifft. Der Basedow selbst ist ja noch eine sehr häufige Krankheit, jeder 30. von uns leidet daran. Und die Schilddrüsenüberfunktion, die meist zur Diagnose führt, gehört zum einfachen Internistenalltag. In der Praxis dauert es dann meist doch eine Weile, bis die Blutabnahme durchgeführt wurde, die eine Schilddrüsenüberfunktion beweist, und bis die Pharmazeutika greifen, die man hier gerne für die Behandlung einsetzt. Man bestimmt zu diesem Zweck die *freien Schilddrüsenhormone* im Blut, *fT3* und *fT4,* die im Krankheitsfall auf das Doppelte, mitunter das Zehnfache erhöht sind. Man weiß dann

Freie Schilddrüsenhormone im Blut

nicht nur, dass eine Schilddrüsenüberfunktion vorliegt, sondern auch, wie hoch wohl die Dosis der Gegenmittel angesetzt werden muss. Je stärker die Ausprägung der »Hyperthyreose«, wie sie auch heißt, desto höher dosiert man die Schilddrüsenblocker und desto länger dauert es dann meist, bis wieder Normalwerte vorliegen.

Ein weiterer Wert, der hier eine wertvolle Aussage liefern kann, ist das *TSH*. Es handelt sich dabei um einen Botenstoff der Hirnanhangsdrüse, der bei Schilddrüsenüberfunktion erniedrigt ist. Dieses »Thyreoidea-stimulierende Hormon« ist praktisch eine Botschaft des Gehirns an die Schilddrüse. Diese Botschaft lautet: Je höher ich bin, desto härter musst du arbeiten. Je stärker das TSH ansteigt, desto stärker wird die Schilddrüse zur Produktion von T4 angetrieben. Arbeitet sie hingegen zu heftig, geht auch das TSH zurück, weil das Gehirn merkt, dass es zu stark stimuliert wird. Ist das der Fall, drosselt es die Bildung von TSH, und das zuletzt bis auf null. Unter null geht nicht und das ist auch der Grund, warum wir überhaupt manche Schilddrüsenüberfunktionen als

Krankheitsbilder behandeln müssen – weil der körpereigene Versuch der Regulation gescheitert ist. Ein nicht mehr messbares TSH ist wie ein roter Alarmknopf, der dann angeht, wenn beispielsweise ein »autonomes Adenom« vorliegt, also ein Schilddrüsenknoten, der völlig unbeeindruckt von Signalen des Gehirns Hormon produziert. Schilddrüsenzellen, die dem Gehirn nicht gehorchen, sind gefährlich. Denn die Aufgabe des TSH ist es, die Schilddrüse in ihrer Funktion zu aktivieren oder zu dämpfen, und das unabhängig davon, wie viel Jod aufgenommen wird. Und dieser Regelungsfaktor muss funktionieren, damit man gesund bleibt.

Dass der »rote Alarmknopf« eines nicht mehr messbaren TSH übrigens auch angeht, wenn Sie dauernd Schilddrüsenhormone als Tablette zuführen, soll nebenbei erwähnt werden. Hier handelt es sich zwar nicht um eine Krankheit, sondern um eine effektive Therapie. Dieser Regelungsmechanismus des Körpers soll ja tatsächlich ausgeschaltet werden, indem eine ausreichende Menge von L-Thyroxin medikamentös verabreicht wird. Aber auch dieses Vorgehen der Schulmedizin ist zwiespältig, denn es nimmt dem Gehirn die Möglichkeit, Körpervorgänge zu steuern. Therapie in diesem Sinn ist Besatzung, die dazu führen kann, dass sich im Körper »revolutionäre« Zellen bilden, die einen Umsturz planen. Ein Großteil der Beschwerden, die bei einer Behandlung einer Hashimoto mit L-Thyroxin auftreten, entstehen aus diesem Zusammenhang heraus.

TRAK

Beim Basedow liegt eine besondere Form der Schilddrüsenüberfunktion vor, sozusagen eine Maximalversion. Sie entsteht dadurch, dass der Körper einen Antikörper bildet, der gegen den
Rezeptor für das TSH in der Schilddrüse gerichtet ist, jene Stelle,
an der das TSH andocken möchte. Dieser Wert ist unter dem Kür-
zel *TRAK* bekannt, was für Thyreotropin-Rezeptor-Antikörper steht.

Ein Antikörper, der für den Basedow typisch ist

Der TRAK ist für den Basedow typisch und be-
zeichnet diese Krankheit. Verkürzt kann man
sagen, dass jeder Mensch, der TRAK aufweist, an
Basedow erkrankt ist und dass die Höhe dieses
Antikörpers uns erzählt, wie schlimm es mit der Krankheit steht.
Wenn der TRAK hoch ist, dann schwimmen jede Menge Antikörper im Blut herum, die sich in der Schilddrüse an jene Stellen hef-
ten, die eigentlich für das TSH bestimmt sind. Sie erregen diese
Stellen und die Folge ist eine Schilddrüsenüberfunktion, die der
Körper überhaupt nicht mehr steuern kann. Denn die Alarmglo-
cken schrillen unablässig und die Schilddrüsenzellen produzieren
ständig Hormone, weil sie glauben, dass das Gehirn über seinen
Boten TSH die Notwendigkeit dafür übermittelt. Doch diese Botschaft ist eine Täuschung, es ist gar nicht das TSH, dessen Information man empfangen hat. Das Immunsystem des Körpers
meint, einen Stoff bilden zu müssen, der die Schilddrüse zu einer
dauernden Leistung anhält und damit den Stoffwechsel aller Körperzellen befeuert. Und die Schilddrüse meint, dass das Gehirn
diese Überfunktion befiehlt.

Der TRAK-Wert kann so interpretiert werden, dass er in der Sprache des Körpers Folgendes ausdrücken möchte: »Egal, was du selbst leisten möchtest, du darfst dich nicht ausruhen, du darfst in deinen Anstrengungen nicht nachlassen, weil es sich von selbst versteht, dass du im Leben immer alles geben musst und mehr leisten musst als andere.« Wir erkennen hier in einem Eiweißkörper (Antikörper), den das Immunsystem bildet, die Umsetzung eines krank machenden Konflikts, den man im Leben von Menschen mit Basedow unweigerlich findet. Sie haben immer Menschen – oft ist es die fordernde Mutter –, die sie zu Höchstleistungen anspornen und denen Basedow-Kranke glauben genügen zu müssen. Es sind Menschen, die sehr stark mit ihrem Selbstwertgefühl kämpfen. Heilung kann hier nur passieren, indem man erkennt und verinnerlicht, dass das Leben nicht dazu da ist, um Leistungen zu erzielen, sondern um gelebt und genossen zu werden. Und dass man genauso viel wert ist, wenn man das Leben genießt und sich an ihm erfreut.

Hashimoto und Basedow unterscheiden sich ganz wesentlich darin, dass beim Basedow der TRAK-Wert zumindest in der aktiven Krankheitsphase immer erhöht ist und beim Hashimoto nie. Wenn der TRAK-Wert verschwindet, besteht keine Gefahr der Überfunktion mehr und in gewissem Sinn ist der Basedow dann eine Hashimoto geworden. In beiden Fällen findet man weiße Blutkörperchen in der Schilddrüse als Ausdruck einer Entzündung. Ich kenne allerdings keinen Fall von Basedow, bei dem es im Gegensatz zur Hashimoto zu einer völligen Auflösung der Schilddrüse gekommen ist. Es ist also der TRAK-Wert, durch den zweifelsfrei diese beiden Immunkrankheiten voneinander unterschieden werden können.

Meiner Erfahrung nach kann man Menschen, die einen Basedow haben, von denen, die an der Hashimoto leiden, in den meisten Fällen auch an ihren Persönlichkeiten unterscheiden. Ehrgeiz, Leistungsbereitschaft, Getriebenheit und Mitleidslosigkeit sich selbst gegenüber, die viele Menschen mit Basedow auszeichnen, sind ja meist auch dann erkennbar, wenn diese gerade nicht an einer Schilddrüsenüberfunktion leiden. Diese Menschen sind fleißig und bringen es im Leben oft auch sehr weit, bis dann das Problem auftaucht, das mit jeder Überfunktion der Schilddrüse verknüpft ist: Panikattacken, unklare Ängste lähmen diese Naturen, bevor sie ihre Ziele überhaupt ganz erreichen können. Denn Schilddrüsenhormone beschleunigen nicht nur den Stoffwechsel jeder Körperzelle, sondern sie erzeugen im Gehirn auch Ängste, die durch ein Anfluten von Botenstoffen hervorgerufen werden. Geordnete Signale kann das Gehirn so nicht ausschicken, beispielsweise Botenstoffe für die Schilddrüse oder die Geschlechtsorgane. Ängste, die den Charakter von Panik annehmen, greifen das Hormongerüst des Menschen an und können in einen tiefen Erschöpfungszustand, ein Burn-out-Syndrom münden. Dann ist die Leistungsbereitschaft oder Lebensqualität gering. Ängste sind vom Gesichtspunkt der alten Medizin aus überschießende Anteile von Luft im Körper, dem warmen und feuchten Element, das den Menschen lebendig und lustig macht und notwendig ist, um im Körper die Eigenschaften der anderen Elemente – Feuer, Wasser und Erde – abzufedern. Das Element Luft steht für die Jugend, die Kraft und den Optimismus der Jugend. Zu viel davon aber führt dazu, dass der Mensch am Überschuss von Lebensenergie zerfällt. Der daraus resultierende Angstzustand, die Panikattacke, ist in der Kindheit oft an der Tagesordnung, sobald Unruhe in das

Leben hineintritt, und dann durchaus normal. Denn sich hilflos wie ein Kind zu fühlen ist »kindgemäß«. Tritt man aber in das »feurige« Lebensalter des Erwachsenen ein, sollte sich die Angst zurückziehen. Nun ist es nach Auffassung der alten Medizin für einen Menschen normal geworden, Belastungen von außen mit Zorn, Tatkraft oder auch Humor zu beantworten. Nun arbeitet die Leber, das wichtigste Stoffwechselorgan, bei Überanstrengungen stärker und die Schilddrüse mit ihrer Angstbereitschaft tritt an Bedeutung für die Regelungen von Abläufen zurück. Bei der Frau ist das weniger der Fall, da vieles, was uns am Kind anspricht – vor allem dessen Emotionalität und Schönheit –, durchaus bei der Frau gefordert bleibt nebst ihrer Fähigkeit, Leben hervorzubringen.

Warum Frauen mehr Ängste haben

Besonders für die letztere Aufgabe ist ein freies Schwingen des Elements Luft unabdingbar. Diese Zustände erklären, warum Frauen mehr Ängste haben als Männer: weil das Leben in ihnen stärker, als Feuchtigkeit und Wärme, pulsiert. Und es erklärt auch, warum so viel mehr Frauen an Hashimoto und Basedow erkranken.

Wir gewinnen hier den ersten naturheilkundlichen Einblick in das Wesen der Erkrankung und können ihm auch erste Überlegungen zur Heilung entnehmen. Je »luftiger« der Mensch, desto leichter kann er mit »erdigen« Arzneien auf den »Boden der Tatsachen« geholt, »geerdet« werden. Wenn jemand mit einer Schilddrüsenüberfunktion abhebt – immer schneller, immer hektischer, immer wacher, immer heißer, immer feuchter wird und so rapide an Gewicht abnimmt, dass er vor unseren Augen dahinzuschmelzen scheint –, dann werden wir das von nun an »luftig« nennen. Das passiert auch dem Menschen in einer Basedow-Krise. Intensiver leben als jemand in einer Basedow-Krise kann man nicht. Man braucht keinen Schlaf, hat endlos Energie, ist gedanklich so aktiv, dass man schneller sprechen und genauer hören kann, und vieles andere mehr. Aber schon innerhalb weniger Tage wird diese Mehraktivität damit bezahlt, dass der Körper erschöpft ist, Fehlfunktionen zeigt. Diese Krankheit kann bekämpft werden, indem man das »Luftige«, also das zu Warme und zu Feuchte, nach dem Gegensatzprinzip behandelt. Zum Erden gehören dann das Ansprechen der Vernunft, das hilft uns, auf den Boden der Tatsachen zurückzukehren. In der Seele ist das »Erdige« das Gefühl von Beschütztsein. Ein klares Wort der Unterstützung und des Verständnisses, das Abnehmen von Aufgaben und Pflichten, eine feste Heimat, all das hilft in der Basedow-Krise. Aber auch der Körper selbst kann mit kühlen und trockenen Arzneien erreicht werden: »luftige«, also kühlende Kleidung, ein gezieltes Auflegen eines Eispacks vorne auf dem Hals, um die Schilddrüse direkt abzukühlen, ein kühles Bad, ein kühles Getränk. All das nimmt die Hitze aus dem Körper und wirkt sich dabei mildernd auf die Hyperthyreose aus. Das Herz schlägt langsamer und dabei gehen auch die Angstgefühle zurück.

Hilfe in der Basedow-Krise

Beschwerden bei Schilddrüsenüberfunktion

Welche Beschwerden gehören also zu einer Schilddrüsenüberfunktion? Wie erkennt man, dass der Basedow gerade in einer Krise ist? In der folgenden Tabelle sind Frühsymptome und Langzeitbeschwerden gemischt und sie können sich auch auf eine unbehandelte Schilddrüsenüberfunktion anderer Ursache beziehen.

Symptome

Druck, Enge, Kloßgefühl im Hals · Schluckbeschwerden · Schlaflosigkeit · Gereiztheit · Nervosität · Konzentrationsstörungen · Vergesslichkeit · »Nahe-am-Wasser-gebaut-Haben« · Ängste · Panikattacken · Zittern · Herzklopfen · Herzrasen · Herzrhythmusstörungen · Vorhofflimmern · Gewichtsverlust · Heißhunger · Bluthochdruck · Schweißausbrüche, warme und feuchte Haut · Häufiger Stuhlgang · Muskelschwäche · Knochenerweichung (Osteoporose) · Zyklusstörungen · Unfruchtbarkeit

Aus der Sicht der alten Medizin ist es ebenfalls verständlich, dass beim Basedow auch die Augen durch die Krankheit betroffen sind und immer weiter aus den Augenhöhlen herausgedrückt werden. Es ist der feuchte Bereich hinter dem Glaskörper des Auges, der schwillt unter der Hitze der Krankheit. Der Bereich hinter den Augen wird zur Kreuzungsstelle zwischen dem Sonnenlicht (Feuer) und dem Gewebe des Gehirns, das dem Element Wasser zugeordnet wird. Im Körper macht sich dadurch das Element Luft bemerkbar, Dampf, Druck, der sich Platz schaffen möchte. Da die Augen in einer knöchernen Umrandung liegen und auch der Übertritt zum Gehirn durch eine wenn auch etwas poröse Knochenschale abgesichert ist, kennt dieser Druck nur einen Weg: den nach außen. Und deshalb treten die Augen bei Basedow hervor.

Die endokrine Orbitopathie (EO)

Die Augenproblematik beim Basedow beschreibt man akademisch natürlich etwas anders. Komplizierter, geheimnisvoller. Denn die Erklärung, die wir eben aus naturheilkundlicher Sicht geliefert haben, wirkt da doch etwas zu einfach für die meisten Mediziner. Deshalb muss zuerst einmal ein lateinischer Name her, schon um klarzustellen, dass die weitere Diskussion eigentlich nur für Abiturienten geeignet ist, und zwar nur für jene, die auf dem Gymnasium auch Lateinunterricht hatten. »Endokrine Orbitopathie« nennt man also diese Vorgänge im Bereich des Auges. »Endokrin« heißt übersetzt »im Blut«, die »Orbita« ist jener Bereich der Schädelhöhle, in den die Augen eingelassen sind, und »Pathos« ist das Leiden. Es handelt sich also auf Deutsch um eine Krankheit, die hormonell, also durch Botenstoffe im Blut, entstanden ist und die die Augenhöhlen befällt. Was meint man aber mit »im Blut«? »Endokrin« bedeutet in der Sprache der alten Medizin nicht nur, dass die Krankheit vom Blut ausgeht, sondern von dem Element, das im Blut herrscht: der Luft. Womit wir wieder beim Gleichen gelandet wären, denn auch ein Arzt im alten Griechenland hätte sofort gewusst, was wir mit einer »EO« meinen, und dass sie zu den Beschwerden passt, die ein Basedow hervorrufen kann. Es ist davon auszugehen, dass die Empfehlung der Naturärzte von Pergamon, ein kaltes Moorbad zu nehmen und dann unbekleidet mehrmals um den Tempel zu laufen, bevor man sich gewaschen und getrocknet im Schlafsaal einwickelt, eine der kühlenden Maßnahmen war, von denen jeder Basedow profitieren würde, vor allem, wenn man sie mehrere Jahre lang durchführt, wie das damals vielfach üblich war.

Fast alle Menschen, die an einem Basedow leiden, haben übrigens die Augenveränderungen, die man früher »Glotzaugen« nannte, wenn auch nur andeutungsweise. Sie sind heute in einer Zeit, in der man die Schilddrüsenüberfunktion medikamentös behandeln kann, zum größten Behandlungsproblem geworden, da sie auf eine

Augenveränderungen beim Basedow

einfache chemische Blockade der Schilddrüsenproduktion nicht ansprechen. Man merkt, dass das Auge insgesamt hervortritt, und kann das gut mit einer Messvorrichtung auf Millimeter genau festhalten. Die Apparatur dafür hat ein Augenarzt oder Optiker, aber im Grunde genommen merken alle Betroffenen, dass ihre Augen hervorgetreten sind. Die meisten Patientinnen (ich rede von Patientinnen, da es vor allem Frauen betrifft), die wegen eines Basedow zu mir kommen, erzählen mir, dass ihnen als erstes Krankheitszeichen ihr veränderter Blick auf Fotos aufgefallen sei. Die »EO« ändert den Blick, das Sehvermögen, aber auch das Aussehen des Gesichts. Bald ist dann auch das »Gräfe-Zeichen« registrierbar: Wenn Basedow-Erkrankte bei normal geöffneten Augen auf den Boden schauen, dann sieht man am Augapfel über der Pupille bereits das Weiße. Bei fortgeschrittener Krankheit sieht man die Pupille an allen Seiten von Weiß umgeben. Trotzdem ist es gut, eine gründliche Vermessung durchzuführen, denn auch Ängste und Hektik können dazu führen, dass Menschen mit Basedow wie von Schreck geweitete Lidspalten haben, die noch keine »EO« darstellen. Die Augen sind nämlich nicht hervorgetreten, nur die Lider sind weiter aufgezogen. Man kann die »EO« auch im Ultraschall des Augapfels oder in der Kernspintomografie sehen. Auch die daraus resultierende Veränderung der Augenbewegungen ist objektivierbar. All das zu messen ist auch deshalb wichtig, weil vor allem die Augenveränderungen entscheiden, wie man mit einem Basedow therapeutisch umgeht. Denn eine fortschreitende Erkrankung des Auges kann zur Beeinträchtigung des Sehens bis hin zur Blindheit führen. Letzteres kommt fast nie mehr vor, weil man es eben nicht so weit kommen lässt und rechtzeitig radikale Therapien wie Cortison, Cyclosporin oder Bestrahlung anwendet.

Untersucht man das bei Basedow befallene Gewebe hinter dem Augapfel unter dem Mikroskop, findet man kleine weiße Blutkörperchen, die Lymphozyten, die jedem Menschen mit Autoimmunerkrankungen bekannt sind. Wenn es irgendwo schmerzt und man die Stelle unter dem Mikroskop untersucht, kann man die weißen Blutkörperchen dort finden. Lymphozyten werden immer dann aktiv, wenn irgendwo im Körper ein Entzündungsreiz auftritt, beispielsweise durch eine virale Infektion. Unter den weißen Blutkörperchen gibt es große, die Granulozyten, die Gewebe auffressen, wobei oft Eiter entsteht. Das ist nicht der Fall bei den Lymphozyten, die entweder Antikörper bilden, die wie Pfeile die Körperzellen markieren, oder Lymphokine, also Botenstoffe, die diese Körperzellen abtöten. Dabei entsteht dann keine innere Höhle mit Eiter, die sich entleeren soll, sondern was tot ist, wird mit Schleim zugekleistert, den Mucopolysacchariden, bevor es mit Bindegewebszellen ausgemauert wird. Das Endergebnis einer über Lymphozyten vermittelten Entzündung kann also eine harte Bindegewebeplatte sein, wo vorher ein lebendiges Organ war.

Sehr dramatisch sieht man solche Folgen bei einer Autoimmunerkrankung des Bindegewebes, der Sklerodermie, die den Menschen durch dauernde Lymphozytentätigkeit im Bindegewebe über Jahre zunehmend in eine Art Marmorstatue verwandelt, die sich nicht mehr bewegen kann. Diese schleichenden Entzündungen bei Autoimmunkrankheiten verlaufen oft lange unbemerkt. Wenn sie allerdings in der Augenhöhle stattfinden, drücken sie das Auge bald hervor, weil hier einfach durch die knöcherne Umwölbung der Augenhöhle kein Platz mehr ist. In manchen Fällen eines Basedow können diese entzündlichen Vorgänge übrigens auch im Bindegewebe beispielsweise von Fingern oder Zehen beobachtet werden oder auch im Bereich des Schienbeins, wo sie Verquellungen hervorrufen, die man »Myxödem« nennt, ein Krankheitssymptom, das übrigens auch bei der Schilddrüsenunterfunktion aufgrund verschiedener anderer Ursachen vorkommt.

Entzündliche Vorgänge im Bindegewebe

Eine scharfe Abgrenzung zwischen Basedow und Hashimoto einerseits und den anderen Autoimmunkrankheiten, den »Kollagenosen« – dem Lupus erythematodes, der Sklerodermie, der

Dermatomyositis oder der rheumatoiden Arthritis –, gibt es übrigens nicht. Alle Autoimmunerkrankungen sind miteinander verwandt, es gibt Mischformen und ein Krankheitsbild kann ins andere wechseln.

Die »Struma«

Was ist eigentlich eine Struma? Sie werden dieses Wort häufig in Befunden lesen. Gemeint ist damit eigentlich eine von außen wulstig am Hals sichtbare Schilddrüse. Natürlich kann sowohl bei der Hashimoto als auch beim Basedow ein Kropf auftreten, weil diese Krankheiten die Schilddrüse voller Lymphozyten stopfen und sich auch Schleim und Bindegewebe bildet. Das Wort »Kropf« bezeichnet eigentlich sehr schwere Krankheitsverläufe mit riesigen Schilddrüsen. »Kropf« kommt aus der gleichen indogermanischen Wurzel wie das Wort Krampfadern. Kropf ist das Sichkrümmen von Halsadern aufgrund einer Vergrößerung der Schilddrüse. Streng genommen dürfte man also nur solche Hälse als »kropfig« bezeichnen, bei denen auch Krampfadern auf der Schilddrüse oder um die Schilddrüse herum wachsen. Ein Befund, der heute nur noch extrem selten erhoben wird. Als ich in den 1980er-Jahren meine Ausbildung zum Mediziner machte, habe ich diese Kröpfe auf der chirurgischen Abteilung noch gesehen, aber in den letzten Jahrzehnten nicht mehr, weil viel früher und intensiver operiert wird.

Der »Kropf« ist seltener geworden

Ein »Kropf« ist eine Vorwölbung im Bereich der Schilddrüsenregion. Eine »Schilddrüsenvergrößerung«, bei der allerdings nicht immer die Schilddrüse *durch Zunahme von Gewebe* vergrößert ist, sondern das Volumen durch eine Entzündung *vorübergehend* zunimmt. Hier gibt es drei Messgrößen. Eine normale Schilddrüse hat etwa ein Gesamtvolumen von 30 ml Schilddrüsengewebe, wobei die Schilddrüsen von Frauen etwas kleiner sind als die gleichaltriger und gleich schwerer Männer. Hier gibt es streng genommen nur Anhaltspunkte. Vergrößert ist eine Schilddrüse aber in jedem Fall, wenn man sie am äußeren Hals auch als vergrößert erkennen kann.

Stadieneinteilung von Strumen

Struma I. Grades: Man sieht die Schilddrüse, wenn Sie den Kopf zurücklegen.

Struma II. Grades: Man sieht die Schilddrüse auch, wenn Sie den Kopf normal halten.

Struma III. Grades: Die Schilddrüse ist so groß geworden, dass sie in umgebendes Gewebe vorwuchert.

Es lässt mich immer wieder schmunzeln, dass man in Kollegenkreisen auch von einer Struma »0. Grades« spricht, denn eine Struma 0. Grades ist definitionsgemäß eine vergrößerte Schilddrüse, die *nicht* vergrößert ist. Es wird sogar von Strumen nullten Grades »a« und »b« gesprochen, wobei »b« vielleicht noch irgendwie verständlich ist, denn damit meint man eine nicht vergrößerte Schilddrüse, deren Gewebe aber krankhaft verändert ist. Die

»Struma 0. Grades Typ a« dagegen bezeichnet, man glaubt es kaum, die gesunde Schilddrüse. Man könnte »gesunde Schilddrüse« sagen, sagt aber lieber »Struma 0. Grades Typ a«, um Menschen einzuschüchtern, die davon auf Arztbriefen lesen ...

Schauen wir uns jetzt eine Schilddrüse an, deren Gewebe verändert ist, die sich dadurch aber noch nicht vergrößert hat. Also eine kranke Schilddrüse, bei der dieser Umbauprozess, der bei einer Autoimmunentzündung entsteht, noch nicht sehr weit fortgeschritten ist. Man kann diese Veränderung des Gewebes ohne Probleme im Ultraschall sehen und dabei beurteilen, wie intensiv der entzündliche Prozess ist. Hier hat der Arzt eine weitere objektive Möglichkeit, sich ein Bild von Therapiefortschritten zu machen, und zumindest der naturheilkundliche Arzt wird das tun. Der Schulmediziner dagegen sagt sich: Hashimoto und Basedow sind unheilbar, also ist es egal, ob sich die Entzündungszeichen der Schilddrüse im Ultraschall im Laufe der Zeit ändern. Der Naturheilkundler widerspricht hier vehement, denn für ihn sind diese Krankheiten heilbar und wenn er wissen will, was er mit seinen Maßnahmen erreicht hat, dann möchte er Veränderungen messen können. Er will wissen, wie sich die Antikörper geändert haben und ob die Schilddrüse im Ultraschall wieder normal aussieht, so wie die Schilddrüse von Gesunden. Er führt deshalb auch in bestimmten Abständen Verlaufskontrollen durch und freut sich, wenn er Patienten auf optische Verbesserungen hinweisen kann. Denn damit verhilft er ihnen auch dazu, subjektive Gefühle einer Verbesserung ernst zu nehmen und damit die Nachhaltigkeit einer Heilung zu unterstützen.

Wenn die Schilddrüse im Laufe einer Behandlung im Ultraschall keine Verbesserung zeigt, ist diese Therapie nicht effektiv. Nimmt die Schilddrüse aber nach einer Weile wieder das Aussehen einer normalen Schilddrüse an, dann kommt die Krankheitsaktivität zum Erliegen und man spricht auch von Heilung. Wenn der Therapeut den Ultraschallbefund und die Höhe der Autoantikörper miteinander in Bezug setzt, kann er die Angaben von Patienten objektiv und wirklich kritisch überprüfen. Es gibt Menschen, die mit einer Behandlung zufrieden sind, obwohl sie

Untersuchungsbefunde erleichtern eine objektive Einschätzung

ihrem Körper keinen erkennbaren Vorteil gebracht hat. Andere wiederum, deren Zustand sich objektiv verbessert hat, fühlen sich schlecht behandelt und klagen vielleicht aus anderen Gründen. Man kann ihnen dann manchmal aufgrund der Untersuchungsbefunde zeigen, was sich schon an positiven Dingen getan hat, und ihnen damit eine Einschätzung ermöglichen, die von einer schlechten Stimmungslage unabhängig ist. Das macht Hoffnung. Und diese ist besonders beim Basedow von Bedeutung, da diese Menschen ja sehr stark zu Ängsten neigen. Dadurch fällt es ihnen schwer, nüchterne Berichte zu ihrer Befindlichkeit abzugeben. Und da normalerweise Heilungsreaktionen parallel verlaufen, sieht die Schilddrüse im Ultraschall besser aus, während gleichzeitig die Antikörperwerte sinken und es der Patientin besser und besser geht.

MAK und TAK

Warum entzünden sich manche andere Gewebe des Körpers bei Basedow, verhärten und wandeln sich in hartes Bindegewebe um? Immunologisch gesehen liegt das daran, dass zwei Antikörper, die eigentlich ursprünglich gegen Schilddrüsengewebe gebildet werden, versehentlich auch diese anderen Körpergewebe angreifen. Der Körper arbeitet hier nicht so exakt wie eine Maschine. Er bildet beispielsweise den TPO-AK (Thyreoperoxidase-Antikörper), bekannt auch als *MAK* (Mikrosomaler Antikörper), nach einer Schwangerschaft als Ausdruck der dabei erfolgten Immunreaktion auf das eigene Kind, und das bei 20 Prozent aller Schwangerschaften. Dieses Phänomen ist keine Kleinigkeit und auch kein Einzelfall und trotzdem völlig harmlos. Der MAK ist dann noch einige Jahre im Blut nachweisbar, ohne dass er der Gesundheit schadet – denn diese Werte liegen größenordnungsmäßig nur um unschädliche 150 U/ml, bis dann wieder Normwerte erreicht werden. Es ist diesen Frauen zu wünschen, dass sie in dieser Zeit nicht einem Arzt in die Hände fallen, der den MAK abnimmt, die Hände über dem Kopf zusammenschlägt und eine Hashimoto diagnostiziert, vor Schilddrüsenzerstörung warnt und sofort ein Rezept für L-Thyroxin ausstellt. Denn all das wäre falsch und völlig unnötig. Wenn Sie MAK-Werte im Bereich von 100 bis 200 haben, liegt mit hoher Wahrscheinlichkeit keine Krankheit vor. Vielleicht hatten Sie eine Hashimoto und messen Restzustände oder der MAK-Wert ist ein immunologischer Rest einer Schwangerschaft.

Der MAK bei akuten Stadien von Basedow und Hashimoto liegt eher zwischen 1000 und 5000 U/ml, er ist in dieser Ausprägung der wichtigste Messwert dafür, wie stark sich eine Schilddrüse bei Basedow oder Hashimoto auflösen wird. Auch hier ist Panik ein falscher Ratgeber: Es gibt einzelne Frauen, die seit vielen Jahren wegen einer Hashimoto in meiner Betreuung sind und bei denen es in dieser Zeit nicht gelungen ist, die Antikörperspiegel nachhaltig zu senken. Trotzdem hat sich die Schilddrüse in dieser Zeit nicht messbar verkleinert. Es ist also keinesfalls so, dass die so häufig beschriebene »Selbstauflösung« der Schilddrüse zu erwarten ist. Sie findet nur sehr selten statt und oft nur bei über mehrere Jahrzehnte bestehender Krankheit. Viele der Frauen, die keine Schilddrüse mehr hatten, als sie zu mir in die Behandlung kamen, hatten mindestens zehn, oft zwanzig Jahre Beschwerden, bis die Entzündung zu einer Zerstörung der Schilddrüse geführt hat. Und manche Frauen mit kleinen Schilddrüsen konnten diese wieder aufbauen, nachdem es uns gelungen war, die Antikörperspiegel unter 200 U/ml zu senken. Denn sobald die Entzündung bei der Hashimoto verschwunden ist, sorgt schon der Körper dafür, dass die Schilddrüse wieder wächst und innerhalb weniger Jahre annähernd die gleiche Größe erreicht, die sie einmal gehabt hat.

»Selbstauflösung« der Schilddrüse äußerst selten

Beim Basedow kann man hohe MAK-Titer im Blut auch positiv sehen, als Ausdruck einer Selbstheilung. Es ist der Versuch des Körpers, die vom TRAK überstimulierte Schilddrüse einfach auszuschalten, eigentlich eine positive Reaktion, wenn man damit eine explodierende Schilddrüsenüberfunktion in den Griff bekommt. Das bezweckt man ja auch mit einer Strahlenbehandlung mit radioaktivem Jod: Schilddrüsenzellen aus nächster Nähe abzutöten. Der MAK-Wert macht das aber unvergleichlich schonen-

der für den Körper. Wo die ionisierende Strahlung bei der Radiojodtherapie immer die Gefahr eines Tumorleidens nach sich
zieht – zehn bis zwanzig Jahre nach einer Strahlenbehandlung der
Schilddrüse sind Krebserkrankungen im Halsbereich kein Einzelfall –, kann der MAK, wie man im Fall einer Hashimoto-Erkrankung weiß, eine Schilddrüse fast mikrochirurgisch genau
entfernen. Der MAK macht das sogar zielge-

**Hoher MAK-Wert
kann positiv sein**

nauer als die meisten Chirurgen, nämlich vollständig, er hat darüber hinausgehend keine
schädlichen Nebenwirkungen für das umliegende Gewebe und es
gibt keine Gefahr einer Narbenbildung, die der Naturheilkundler
ja aufgrund der daraus resultierenden Störung des Energieflusses
sehr kritisch sieht. In Bezug auf einen Basedow ist deshalb ein
hoher MAK-Wert sogar als Selbstheilungsversuch des Körpers
über das Immunsystem zu sehen und deshalb eigentlich wünschenswert. Leider geht manchmal durch den hohen MAK zwar
die Schilddrüsenüberfunktion zurück und der TRAK normalisiert
sich, aber der MAK bleibt danach noch lange erhöht, die Schilddrüse leidet weiterhin an einer Entzündung, verkleinert sich und
löst sich vielleicht sogar auf. Ein Basedow kann auf diese Weise in
eine Hashimoto »umschlagen«, sich selbst therapieren und dann
des Guten zu viel tun. Wird das Immunsystem sozusagen einmal
zu den Waffen gerufen und bildet Autoantikörper (oder wie bei
der Allergie Immunglobuline), bedarf es eines eigenen Vorgangs
der gezielten »Entwaffnung«, um wieder Gesundheit zu erreichen.

Bei der Behandlung des Basedow entnehme ich aus einem hohen
MAK zunächst die Heilbereitschaft des Körpers. Im Laufe der Jahre

habe ich gelernt, die Höhe des MAK beim Basedow als Zeichen für die Wahrscheinlichkeit zu nehmen, dass eine naturheilkundliche Therapie, also ein Heilversuch mit sanften Arzneien, auch Erfolg haben wird. Denn je höher der MAK beim Basedow, desto höher ist ja auch die Bereitschaft des Körpers einzuschätzen, die Krankheit aus eigenen Kräften überwinden zu wollen. Diese Bereitschaft ist das, was man oft auch durch Begriffe wie »Reaktionsfähigkeit« oder »Regelungskraft« zu bezeichnen versucht. Fehlt der MAK-Wert im Blut hingegen völlig, wäre das eher ein Hinweis darauf, dass man sich auf eine chemische Blockade des TRAK beschränken kann. Es ist mir in solchen Fällen nur sehr selten gelungen, einen Basedow beispielsweise mit Homöopathie erfolgreich zu behandeln. Denn bei dem Erkrankten liegt eine Reaktionsstarre vor, weshalb durch sanft regulierende Reize zumindest derzeit gar nichts erreicht werden kann. Hier ist der Platz für die Schulmedizin – und die gute Nachricht dabei: Die Behandlung mit Thiamazol und anderen Medikamenten hat dann auch immer sehr guten Erfolg.

Ähnlich sieht es mit dem dritten Antikörper aus, den man sehr häufig bei Basedow (und bei der Hashimoto) erhöht sieht, den *TAK* (Thyreoglobulin-Antikörper). Das Thyreoglobulin ist ein Eiweiß, an das Jod gekoppelt wird und von dem die Schilddrüsenhormone abgespalten werden. Es ist praktisch die Vorstufe der Schilddrüsenhormone, ihre Speicherform. Der TAK richtet sich ganz gezielt auf dieses Thyreoglobulin und wenn es zerstört wird, zerfällt es einerseits in anorganisches Jod (das der Körper nicht »verstehen« kann, weshalb er auch gar nicht mehr darauf reagiert und es wieder ausscheidet) und andererseits in Aminosäuren, die der Körper anderweitig brauchen kann. Aus den Schilddrüsenhormonen, die einen Menschen mit Basedow in die Überfunktion treiben, werden normale Baustoffe für den Körper. Deshalb ist der TAK-Wert der günstigste von allen Antikörpern, jener Wert, den man als Basedow-Kranker am liebsten hat, nämlich das direkte Gegengift gegen den TRAK-Wert. Hoher TAK bedeutet, dass man oft allein mit Schüßler-Salzen schon eine Heilung bewirken kann.

Normwerte der Schilddrüse

In unten stehender Tabelle finden Sie verschiedene Schilddrüsenwerte, die untersucht werden. *T4* und *T3* sind auf S. 24 besprochen, *TSH* auf S. 24, *TAK* und *MAK* auf S. 40 und 43, *TRAK* auf S. 26.

Normwerte Schilddrüse

T4 oder L-Thyroxin

Erwachsene: T4: 5,5–11,0 µg/dl oder 77–142 nmol/l

Erwachsene: freies T4 (fT4): 0,8–1,8 ng/dl oder 10–23 pmol/l
Für Kinder und Jugendliche gibt es eigene Tabellen je nach Alter.

T3 oder Trijodthyronin

Erwachsene: T3: 0,9–1,8 ng/ml oder 1,4–2,8 nmol/l

Erwachsene: freies T3 (fT3): 3,5–8,0 ng/l oder 5,4–12,3 pmol/l
Für Kinder und Jugendliche gibt es eigene Tabellen je nach Alter.

TSH

TSH: 0,3–4,0 mU/l

Antikörper gegen Thyreoglobulin (TAK):

Negativ: < 100 U/ml
Grenzwertig: 100–200 U/ml
Positiv: >200 U/ml

Antikörper gegen Schilddrüsenperoxidase (TPO-AK oder MAK):

Negativ: < 100 U/ml
Grenzwertig: 100–200 U/ml
Positiv: >200 U/ml

Antikörper gegen den TSH-Rezeptor (TRAK):

Negativ: <9 U/ml
Grenzwertig: 9–14 U/ml
Positiv: >14 U/ml

Die Schilddrüsenoperation

Die erste Radikallösung der Ärzte des 19. Jahrhunderts, die mit dem Basedow umgingen, war, die Schilddrüse einfach herauszuoperieren. Damit war dieses Organ weg und mit ihm auch die Möglichkeit, eine Schilddrüsenüberfunktion zu unterhalten. Ein durchschlagender Erfolg, zumindest für einige Wochen. Ohne Schilddrüse sind damals dann aber doch sehr viele Patienten einfach gestorben. Warum? Das wusste man zunächst nicht, in einer Zeit, in der man noch keine Laborbefunde hatte, um die Funktion der Schilddrüse darzustellen. Man schob die Schuld dem schwerwiegenden Krankheitsbild an sich zu, dass die Menschen an der Therapie gestorben sind, wollte man lange nicht glauben. Die vielen, die damals die Operation überlebt haben, taten das aufgrund der prinzipiellen Schwierigkeit für jeden Chirurgen, eine Schilddrüse im Ganzen, bis auf den letzten Rest zu entfernen. Denn sie ist fest mit ihrer Kapsel verwachsen und diese Kapsel ist am Hals

Schwierig: eine Schilddrüse komplett zu entfernen

nicht so leicht mit Messern und Schabern herauszulösen, denn sie steht wiederum mit Gefäßen und Nerven und der Luftröhre in Verbindung, die sehr empfindlich auf mechanische Reizungen reagieren. Davon abgesehen weiß man nie so genau, wo die Nebenschilddrüse liegt und wie viele dieser kleinen Läppchen es gibt. Viele weisen vier auf, manche drei. Gehen zu viele davon bei der Operation verloren, kann eine nachhaltige Störung des Kalziumstoffwechsels die Folge sein, im Extremfall mit Todesfolge.

Eine Schilddrüse bloß zum Großteil zu entfernen und die Reste zu belassen (hier ist der Begriff der »Strumaresektion« gebräuchlich), ist hingegen so leicht, dass sich das jeder Anfänger zutraut. Sie vollständig, bis auf den letzten Rest herauszulösen – man nennt so etwas eine »Strumektomie« –, ist eine Aufgabe für einen Meister. So kam es, dass im 19. und frühen 20. Jahrhundert nur jene Patienten mit Basedow starben, die auch ein Meister operiert hatte. Jene aber, die unter den Händen eines Stümpers gelegen hatten, wurden mitunter sogar gesund, da die kleinen Anteile der Schilddrüse, die sie noch hatten, ausreichende Mengen an Schilddrüsenhormon produzierten.

Sparsamste Jodzufuhr

Der chirurgische Eingriff lässt sich beim Morbus Basedow schon immer, wie auch bei jeder anderen Form der Schilddrüsenüberfunktion, durch eine einfache, sanfte und nicht invasive Maßnahme ersetzen: Jod fast gänzlich meiden. Denn genauso wie ein Auto ohne Benzin nicht fahren kann, ruht dann auch die gerade noch hektische Schilddrüse, sobald der Grundstoff, den sie verarbeitet, nicht mehr in ausreichenden Mengen nachgeliefert wird. Eigentlich ist die Arbeit der Schilddrüse ja sehr einfach. Sie muss lediglich das anorganische, mineralische Jod, das sie mit der Nahrung zugeführt bekommt, an eine Aminosäure koppeln, das Tyrosin. Tyrosin ist eine Aminosäure, die der Mensch braucht und deshalb mit der Nahrung aufnimmt, ein Bestandteil eiweißreicher Nahrung. Die Schilddrüse nimmt sich dieses Tyrosin aus dem Blut und hängt vier Jodatome dran. Das Ergebnis nennt man T4 oder L-Thyroxin. Dieses kann noch in das dreimal wirksamere T3 umgewandelt werden, indem man ein Jodatom abspaltet. Durch die Kopplung von Jod an die Aminosäure wird Jod für den Körper verwertbar, die Körperzellen nehmen es an, können darauf reagieren. Die Bildung der Schilddrüsenhormone ist also grundlegend und einfach und besteht kurz gesagt darin, nicht verständliches Jod in verständliches Jod umzuwandeln.

Die Schilddrüse also einfach in Bezug auf Jod so lange hungern zu lassen, bis die Überfunktion weg ist, ist eine unglaublich einfache und effektive Maßnahme. Zumindest gedanklich ist sie das, denn in der Umsetzung hapert es daran, dass es nicht ganz leicht ist, Jodbelastungen im Alltag zu vermeiden. Schuld daran ist der Gesetzgeber, der sich eine Gruppe von Staatsbürgern herausgesucht hat, die an einer Jodmangelversorgung leiden, und diese und leider auch alle anderen Menschen mit Jod zwangsbeglückt, indem mehr und mehr Nahrungsmittel künstlich jodiert werden. Eine super Sache für diese Jodbedürftigen, brandgefährlich jedoch für Basedow-Kranke. Denn dadurch hat der Gesetzgeber das Leben in Deutschland und Österreich für Menschen mit Basedow zu einem Hindernisparcours gemacht. Wer hier nicht aufpasst, taumelt von einer Krise in die andere. Milchprodukte sind bei uns sehr jodhaltig geworden, da Rinder jodhaltiges Futter erhalten. Fertiggerichte sind per staatlicher Anordnung jodiert und wenn Sie ins Restaurant gehen, wird zwar zum Teil in der Küche gekocht, vieles davon aber auch aus Fertiggerichten beigemischt, außerdem mit Jodsalz gesalzen. Auch ein Großteil der Bäcker bei uns verwendet jodhaltiges Salz. Stellen Sie sich einen Menschen mit Basedow vor, der in einer Bäckerei in ein mit Käse und Butter belegtes Brot beißt, und Sie sehen jemanden vor sich, der mit Leben und Gesundheit spielt – und das nur, weil unsere Politik es scheinbar gut mit den Menschen meint.

Ein häufiges Problem bei Basedow ist die extreme Jodüberempfindlichkeit. Von einer »Jodallergie« spricht man nicht gern und der Begriff wird von Experten abgelehnt. Aber das Phänomen, dass kleine und oft kleinste Mengen von Jod Schilddrüsenüberfunktionsphänomene hervorrufen, kennt jeder. Deshalb ist es gar nicht so leicht, eine Basedow-Krise mit Jodhungern effektiv zu beenden. In dem Augenblick, in dem ein Mensch mit Basedow beispielsweise einen Laden betritt, der Salzkristallleuchten verkauft, kann er schon wieder einen Hyperthyreose-Schock erleiden. Hier reichen schon die kleinen von den **Achtung, Salzkristallleuchten!** Salzkristallleuchten abgeschiedenen Jod-Ionen mitunter dazu aus, um die Schilddrüse zu stimulieren und zu überreizen. Und das umso mehr, wenn die Lampe angeschaltet wird und durch die Hitzeentwicklung noch mehr Jod entweicht. Es kann einem Basedow-Kranken passieren, dass er in eine Sauna geht, die an einer Wand mit Salzsteinen vermauert ist, und es passiert das Gleiche. Es ist nicht die Hitze, sondern das Jod, das schon innerhalb kurzer Zeit Angst, Herzklopfen oder Blutdruckkrisen zur Folge hat. Vor allem aber ist es die Nahrung, in der sich große Gefahren für Basedow-Kranke verbergen. Besonders wenn man oft auswärts isst und nicht weiß, wie die Nahrung zubereitet wurde. Man hat ein Brötchen gegessen oder einen Seefisch oder einfach nur ein scheinbar harmloses Glas Milch getrunken – und schon erlebt man einen neuen »Schub« seines Basedow. So ein Schub ist das ja im engeren Sinn gar nicht, sondern die Überfunktion entsteht dadurch, dass die »Hormonwaffenfabrik« durch einen hohen TRAK-Wert ja schon längst steht, und in dem Moment, in dem Jod zugeführt wird, werden massenhaft Schilddrüsenhormone produziert, nämlich so viele, wie man überhaupt aus diesen Jod-Ionen herstellen kann. Eine Steuerung dieses Vorgangs durch den Körper – in dem Fall durch den Hypothalamus des Gehirns, der TSH bildet – ist ja beim Basedow-Kranken nicht mehr möglich.

Röntgenkontrastmittel-untersuchungen

Bei einer Computertomografie oder einer Kernspintomografie verwendet man gerne jodhaltige Kontrastmittel, um manche Körperstrukturen deutlicher darstellen zu können. Wenn bei einer Röntgenkontrastuntersuchung Millionen von Jodatomen mit einem Kontrastmittel über das Blut in eine Untersuchungsperson eingeschwemmt werden, reagiert der gesunde Körper in der Regel völlig gelassen darauf, denn anorganisches Jod ist für ihn uninteressant, da unverwertbar. Und wenn es in riesigen Mengen ins Blut kommt, gibt es einen Schutzmechanismus. Die Schilddrüse versperrt sich diesen riesigen Mengen von Jod völlig, was man den Wolf-Chaikoff-Effekt nennt. Der Körper scheidet das Jod genauso wieder aus, wie es eingeschwemmt wurde – außer wenn die Schilddrüse krank ist und manche Schilddrüsenzellen zu stark arbeiten. Beim Morbus Basedow ist es deshalb eine Katastrophe, wenn Sie ein jodhaltiges Kontrastmittel verwenden. Eine Katastrophe – und ein Kunstfehler, muss man hier hinzufügen. Denn damit wird eine Schilddrüsenkrise ausgelöst, die sogar zum Tod eines Menschen führen kann. In kürzester Zeit entstehen

Bei Basedow kein jodhaltiges Kontrastmittel verwenden!

riesige Mengen von an Tyrosin gekoppeltem Jod und alle Körperzellen schleusen Jod ein, was eine unheimliche Hitze und Fieber und ein »Kochen« im Körper auslöst. Man nennt das eine thyreotoxische Krise, die oft durch unbedachte ärztliche Maßnahmen ausgelöst wird, bei denen Patienten Untersuchungsmethoden zugemutet werden, die nebenbei bemerkt auch schon über hundert Jahre alt sind.

Die Radiojodtherapie

Anfang des 20. Jahrhunderts kam eine große Begeisterung für Röntgenstrahlen auf. Es ist aus heutiger Sicht – denken Sie nur an die Ängste, die wir heute vor Atomkraftwerken haben – eigentlich unglaublich, dass selbst noch in den 1940er-Jahren Uhren hergestellt wurden, deren Zeiger mit Radium bemalt waren. Radium leuchtet so schön im Dunkeln, es »phosphoresziert« wie Sterne am Nachthimmel. Man konnte durch Radium auf Zifferblättern – in einer Zeit, in der die Lichtverschmutzung noch nicht so groß war wie heute – jederzeit sagen, wie spät es nachts war, und das ohne zusätzliche Lichtquelle. Aber dass Radium eigentlich ein Ra-

dionuklid ist, das zerfällt und dabei eine Gammastrahlung aus-
schickt, die Krebs auslösen kann, hat man damals noch eher mit
Achselzucken aufgenommen. Erst mit den Atombomben, die auf
Nagasaki und Hiroshima abgeworfen wurden, und den daraus resultierenden schwersten Schädigungen von Menschen hat ein
Umdenkprozess begonnen, der in den 1970er- und 1980er-Jahren
wie eine lähmende Furcht auf den Menschen lag. Mittlerweile hat
sich das geändert und was einmal die Angst vor Militärmächten
war, die Atomwaffen verwenden, hat sich viel differenzierter den
Atomkraftwerken, aber auch den Strahlenbehandlungen in unseren Krankenhäusern zugewandt. Letzteres ist ja kein immer nur
theoretischer Risikofaktor. Wenn Sie z. B. als Frau das Pech haben
sollten, einen Brustkrebs zu entwickeln, werden Sie wahrscheinlich sehr intensiv mit der Radiotherapie in Verbindung kommen
und hautnah erleben, wie stark sie Körpergewebe schädigen kann.
Schon bei der Diagnostik wird die Brust mit Röntgenstrahlen intensiv bedacht, viel mehr aber noch, wenn damit Tumorgewebe
verkocht werden soll. Im Vergleich dazu scheint die Radiotherapie
der Schilddrüse milder. Man denkt aber leider immer noch viel zu
wenig darüber nach, welche Strahlenfolgen das für den Körper bedeuten könnte, sondern konzentriert sich bei der Analyse meistens auf einen Nebenaspekt, die Platzangst im »Strahlenbunker«.
Da die Verwendung von Radionukliden gesetzlich reguliert ist und
für die Bevölkerung eine Belastung ausgeschlossen werden muss,
ist es notwendig, dass Patienten sich für die Therapie einige Tage
in Isolationshaft in einen von Bleiplatten umgebenen fensterlo-
sen Raum begeben. Denn kurz nach der Verabreichung von radioaktivem Jod beginnt der Körper, es wieder auszuscheiden. Diese
Ausscheidungen müssen in Behältern aufgefangen werden, damit

sie nicht das Grundwasser oder andere Lebewesen im direkten Kontakt verseuchen. Diese Nebenerscheinung der Radiojodtherapie wird für freiheitsliebende Menschen mit Platzangst zumindest mental und emotional mitunter zur Hauptsache, dabei ist auch die körperliche Belastung beträchtlich. Dem Körper wird nämlich ein ganz konkreter Schaden zugefügt, der weit über die Schilddrüse hinausgeht. Auch darüber muss man reden. Wünschenswert ist die Behandlung vielleicht als Effekt bei der Behandlung eines Basedow. Aber alle Gewebe, die im Einflussbereich der ionisierenden Strahlung liegen, die von nun an durch das radioaktive Jod aus der Schilddrüse heraus erfolgt, erfahren völlig unschuldig diese Folgen

Gefahren der Radiojodtherapie

einer Vernichtungsstrategie. Sie sind sozusagen der Kollateralschaden eines Bombenkriegs, über dessen Ausmaß man sich trefflich streiten kann. Denn es gibt Gammastrahlen in dem Radionuklid, die ja nicht nur die Schilddrüse selbst und ihre unmittelbare Umgebung erreichen, sondern den ganzen Menschen und auch alle anderen Menschen in seiner Umgebung, weshalb jede Form von Krebserkrankung, die radioaktiv behandelte Menschen im Laufe ihres Lebens vielleicht noch entwickeln, im Verdacht steht, durch die einst erfolgte Radiojodtherapie ausgelöst worden zu sein. Und es gibt zusätzlich noch die beim Zerfallsprozess der Atome frei werdenden Alphastrahlen und Betastrahlen, die vor allem die nächste Umgebung betreffen und im Bereich des Halses über viele Jahre hinweg entzündliche Reaktionen, Verhärtungen und eben auch Tumoren zur Folge haben können.

Vergleichen Sie die Vor- und Nachteile einer Radiotherapie mit hohen MAK- und TAK-Werten, muss man feststellen, dass diese

Autoantikörper zwar genau dasselbe bewirken wie die Bestrahlung – ohne die schädliche Nebenwirkung einer möglichen Mutation. Ist es da nicht besser, möglichst lange mit einer Radiojodtherapie zu warten und zu versuchen, mit einer sanften Therapie den TRAK zu senken, bis er nicht mehr messbar ist, und den MAK und den TAK einfach so hoch zu lassen, wie er ist, bis sich die Schilddrüsenüberfunktion gelegt hat? Das wäre genau der Effekt, den eine Radiojodtherapie hat – vielleicht nicht ganz so schnell erreichbar, der Erfolg aber immerhin messbar. Und es ist anzunehmen, dass in dem Moment, in dem die Krankheit zum Erliegen kommt, auch die Anzahl dieser Antikörper, die ja den Versuch einer Selbstheilung darstellen, abnehmen wird. Auch unter diesen Gesichtspunkten wäre eine abwartende Haltung sinnvoll. Leider aber werden Menschen mit Basedow sehr schnell zu Operation und Bestrahlung gedrängt, mit dem Argument, dies wäre der Heilung förderlich. Aus meiner Sicht ist das genaue Gegenteil der Fall. Wenn es gelingt, mittels Schilddrüsenblockern einen stabilen Zustand zu erreichen, kann man darauf hoffen, dass MAK und TAK ihre segensreiche Wirkung für den Basedow-Kranken entfalten.

Aus der Praxis

Aus meiner eigenen Praxis kenne ich mittlerweile schon zahlreiche Patientinnen, bei denen es genauso gekommen ist: Wenn der TRAK einmal zu sinken begonnen hatte, halfen MAK und TAK mit bei der Bekämpfung der Schilddrüsenüberfunktion und führten zu einer Stabilisierungsphase. Deshalb richten sich meine Heilversuche vor allem darauf, beim Basedow den TRAK zu beobachten. Er ist der Gegner. Ihn zu senken, bis er kaum oder nicht mehr vorhanden ist, und diese messbare Verbesserung mit dem Befinden der Patientin zu vergleichen ist das Hauptziel.

Der Klang der Stimme

Man kann die Heilung des Basedow nicht nur mit Laborwerten, sondern auch mithilfe anderer Kriterien messen. Das Wichtigste davon ist die Stimme. Die Stimmlippen liegen ja nur knapp über der Schilddrüse und der Kehlkopf wird stark von Vorgängen im vorderen Halsbereich beeinflusst. Liegt eine starke Entzündungsaktivität vor, verhärtet das die Muskulatur und die Stimme klingt gepresst. Entspannt sich die Lage, verbessert das die Funktion der Stimmmuskulatur und die Stimme klingt reichhaltiger und sinnlicher. Viele Patientinnen betreue ich ausschließlich übers Telefon, andere habe ich in meiner Praxis gesehen, aber nur ein einziges Mal zu Beginn der Behandlung. Im Wesentlichen kommunizieren wir also über Klang. Dadurch habe ich gelernt, mich in den anderen einzuhören und einzig und allein am Klang der Stimme und der Art des Sprechens Fortschritte in Richtung einer Heilung abzulesen. Hier wird Genesung akustisch messbar, direkt hörbar. Diese Veränderung betrifft nicht nur den Kehlkopf, sondern auch das Gehirn des Menschen. Im Basedow-Schub sprechen die meisten Menschen gedrängt und ängstlich und sind unkonzentriert.

Kommt die Krankheit zur Ruhe, merkt man, dass die Stimme weicher und ruhiger wird und auch der Mensch als Ganzes wieder schwingungsfähig und klar. Dass er sich nicht mehr auf einzelne Themen ausrichtet, sondern sich wieder für verschiedene Emotionen und Gedanken öffnet. Er kann auch wieder zuhören und die Belastungen des Alltags viel besser ausgleichen. Diese Veränderung hört man und das ist sehr angenehm. Es gibt ja für einen Therapeuten nichts Angenehmeres, als mit Menschen umzugehen, die wieder in ihre Mitte gekommen sind – und dass sie es sind, kann man an ihrer Stimme ablesen.

Ganz anders sieht es aus, wenn Sie mit Menschen sprechen, die gerade eine Bestrahlungsbehandlung hinter sich haben. Hier kann sich die Starre stark verfestigen. Durch die Strahlen im Gewebe selbst, aber auch durch die gewalttätige Behandlung, die zu einer seelischen Starre führt. Es ist fast so, als würde man mit Kriegsveteranen umgehen, mit Menschen, die in vorderster Front gestanden haben. Man freut sich, dass sie überlebt haben, fragt sich aber bloß, wie. Und was von ihnen überlebt hat. Vielleicht kennen Sie noch aus eigener Erfahrung diese früheren Soldaten, die im Zweiten Weltkrieg gewesen waren, und diese Wortkargheit und Starre, die den meisten von ihnen zu eigen war. Vielleicht haben Sie die in diesen Menschen schlummernde Gewalttätigkeit gespürt. Die Neigung, durch Alkohol oder ein aufgesetztes Lustigsein das abschütteln zu wollen, was sie im Krieg erfahren mussten. Über diese Aspekte spricht man ja generell nur wenig, da man gerade in medizinischen Dingen um »Sachlichkeit« bemüht sein möchte. Dabei übersieht man, dass Starre und Festigkeit ein Krankheitsphänomen an sich sind. Gesundheit ist so etwas wie die ruhige Schwingung eines Menschen, ähnlich einem Teich mit ruhiger Wasseroberfläche. Jeder Stress, jede Belastung, jedes Leid ruft eine Veränderung dieses Zustands hervor, eine Verkrampftheit und Starre. Diese Reaktion ist Teil der Krankheit. Will man die Krankheit abschütteln und zurückkehren in das Schwingen eines gesunden Organismus, sollte auch die Therapie etwas Weiches und Anpassungsfähiges aufweisen. Das ist der Grund, weshalb ich so vehement gegen die Aggressivität und Starrheit der ärztlichen Behandlung in Bezug auf Hashimoto und Basedow bin. Denn besonders für die Schilddrüse, dieses Organ des emotionalen Schwingens, das durch eine Autoimmunerkrankung angegriffen wird, ist zu fürchten, **Oft aggressive und starre Behandlung** dass sich Heilung durch Arzneien nicht einstellen kann, durch die sich die Starrheit verstärkt. Das gilt natürlich auch für die Operation, bei der ein krankes Organ einfach entfernt wird, weshalb höchstens eine Defektheilung möglich wird. Es gilt aber auch für die Bestrahlung, deren Hauptfolge eine Erstarrung der Halsgewebe ist. Hier wird die Schilddrüse von Bindegewebsbildung eingeschnürt und erdrosselt.

Das Thema »Erstarrung« und »Aggressivität« geht aber noch weiter. Auch medizinische Institutionen als solche sind nur selten dazu angetan, Menschen mit Basedow Vertrauen einzuflößen und einer Heilung zuzuführen. Schon die Organisationsstrukturen von Arztpraxen und Krankenhäusern sind vor allem darauf ausgerichtet, durch Starrheit und Härte Eindruck auf Kunden zu machen. Ein wichtiges Requisit dafür ist der weiße Kittel und eine häufige Reaktion des Patienten darauf der »Weißkittel-Effekt«. So kann eine Blutdruckkrise durch Stresshormone im Rahmen der peinlichen Prüfung »Blutdruckmessung« hervorgerufen werden. Die Einrichtung einer Praxis, eine Symphonie aus weißen Oberflächen, Metall und Schwarz, das mit weißen Kitteln ausstaffierte Personal und die »weißkittelartigen« Umgangsformen, all das wirkt ungemein kompetent durch das Signalisieren einer kämpferischen Grundhaltung. Hier wird der Basedow sein Waterloo erleben, so die Botschaft, in dieser paramilitärischen Umgebung, im Streufeld der Strahlenkanone. In ihren Schusswinkel

Richtige Wahl der Waffen? gerät leider aber auch oft der Patient, der Leidende, der in der sozialen Hierarchie der Praxis noch unter der Praxisgehilfin steht und dem deshalb auch allerlei zugemutet werden darf. Überfallsartige Blutabnahmen, obskure Untersuchungen. Dazwischen langes Warten auf harten Stühlen, was einen in die Haltung eines Bittstellers zwingt, der zuletzt von eiligen Göttern abgewiesen und wieder hinaus auf die Straße geschickt wird. All das wirkt aggressiv und führt zu Erstarrung. Aber auch die Wahl der Waffen beim Einsatz der Heilmittel dieser Weißkittelmedizin reduziert sehr stark den Placebo-Effekt, den wir ja alle für jede Form der Heilung brauchen. Und die Demütigung, die der ganze Mensch als Kranker erfährt, erlebt auch das kranke Gewebe, das ihn zum Arzt geführt hat. Es wird gestochen, zerschnitten, herausgerissen. Das kann auch mal angebracht sein, das will ich gerne zugeben, oft aber ist es das nicht. Und dann wird die Therapie zum Hauptfeind jedes Heilungsvorgangs. Nicht nur der Mensch als Ganzes braucht nämlich gute Worte und Hoffnung, sondern auch die kranke Schilddrüse bei Basedow verlangt im Grunde genommen nach einer Therapie, die sie »versteht« und von der sie sanft angeleitet werden kann. Verhält sie sich im Hyperthyreose-Schub unverständig, ist selbst »brutal«, »aggressiv« oder »böse«, muss die Arznei in der Intensität natürlich ähnlich »stark« und auch »gewalttätig« sein, um klarzustellen, wer hier das Sagen hat. Damit sind nicht Drohungen und brutale Therapien gemeint, aber eine klare Führung ist wichtig. Zuerst muss gesagt werden, dass die Krankheit heilbar ist und auch heilen wird, sofern man sich ernsthaft darum bemüht. Wenn sich gerade ein Basedow-Schub austobt, kann man nicht mit Schüßler-Salzen behandeln und ansonsten alles beim Alten belassen, sondern hier muss der Leidende die Jodzufuhr konsequent vermeiden. Er muss Schilddrüsenblocker nehmen, selbst wenn es dabei Nebenwirkungen gibt. Jetzt ist nicht die Zeit für Verhandlungen mit der Krankheit, sanftes Verständnis funktioniert nicht bei sehr aggressiven Erkrankungen, zumindest nicht in der ersten Behandlungsphase. Hier haben die Schulmedizin und ihre kompromisslosen, entschiedenen Eingriffe ihre Bedeutung. Sie wirken wie ein Fanfarenstoß und signalisieren der Krankheit einen unbedingten Behandlungswillen. Dies massive Eingreifen muss aber nicht immer so bleiben und in dem Augenblick, in dem die Krankheit in ihrer Intensität nachlässt, kann man Therapiemaßnahmen mehr und mehr in ihrer Intensität herabmildern. In der Phase einer starken Schilddrüsenüberfunktion haben die Schilddrüsenblocker, die ja relativ stark auf den Körper einwirken, eine große Bedeutung. Sie haben Nebenwirkungen, die weder schön noch angenehm sind, in einer intensiven Behandlungsphase aber verkraftbar. Sie sind letztendlich der Preis einer effektiven Therapie. Ganz anders sieht es aber beispielsweise bei der Strahlentherapie oder der Operation aus. Diese fügen auch gesundem Körpergewebe einen genau genommen nicht wieder gutzumachenden Schaden zu.

Es ist Zeit, den naiven Wunderglauben abzulegen, der in der Mitte des 20. Jahrhunderts der Strahlentherapie und den Empfehlungen zur Strahlentherapie zugrunde lag, die heute zumindest bei der Behandlung von Krebs noch ihren festen Platz haben. Damals begann man ja auch beim Basedow die Augenkammer zu bestrahlen, um die Entzündung hinter dem Glaskörper rechtzeitig in den Griff zu bekommen. Diese Therapie gibt es auch heute noch, wenn sie auch schon nicht mehr so häufig wie noch vor einigen Jahrzehnten angewandt wird und weniger aggressiven Therapien wie der mit Kortikoiden oder mit Chemotherapeutika Platz gemacht hat.

Ich wünsche Ihnen, dass Sie nicht dort wohnen, wo Strahlentherapeuten großen Einfluss auf ihre Kollegen nehmen, denn dort wird sehr rasch zur Radiojodtherapie bei Basedow geraten. Der Beruf des Radiotherapeuten ist dem eines Offiziers an der Kriegsfront vergleichbar und Sie als kranker Mensch sind vergleichbar mit einem Soldaten, den er in die vorderste Kampflinie schickt – von der man weiß, dass dort aufgrund des Feindbeschusses nur wenige überleben. Die Berufserfahrung von Radiotherapeuten besteht ja vor allem darin, nur wenigen geholfen, letztlich aber vielen im Namen der akademischen Medizin geschadet zu haben. Schauen wir uns einmal die Zahlen dazu an: Die Erfolgsquote der Radiojodtherapie bei der Behandlung des Basedow wird bei der Erstbehandlung mit fast 90 Prozent und bei der Wiederholungsbehandlung mit 100 Prozent angegeben. Erkauft wird diese sensationelle Wirksamkeit aber mit zwei schwerwiegenden Problemen. Das erste Problem: Man gibt 200 bis 300 Gray starke Herddosen von radioaktivem 131 Jod. Der ganze Körper bekommt dabei 30 bis 40 msV (Millisievert) an Strahlenbelastung ab. Durch kosmische und terrestrische Strahlung bekommt jeder von uns im Jahr etwa 0,6 msV mit, was als normal gelten darf. Eine Radiojodtherapie verdoppelt also — auf das gesamte Leben hochgerechnet — die Bestrahlung, die Sie normalerweise im Leben aufgrund natürlicher Belastungen abbekommen würden. Das ist keine Kleinigkeit! Wie viel Strahlung ein Mensch verträgt, kann man zwar nicht genau sagen, es ist aber bekannt, dass bei einer Verdopplung der Gesamtbestrahlungsmenge Krebs messbar häufiger auftritt. Wenn Sie viel fliegen, wodurch Sie mehr kosmische Strahlung abbekommen, oder sich zusätzlich noch häufig medizinisch untersuchen lassen, liegt Ihre Strahlenbelastung sowieso schon über dem Durchschnitt. Röntgenstrahlen, vor allem bei der Computertomografie, jagen **Strahlenbelastung nicht verharmlosen** diese Werte natürlich noch in die Höhe, und das in Bereiche, die nicht mehr verantwortet werden können. Dummerweise achtet keine staatliche Bürokratie darauf, wie viel Strahlung Sie effektiv erlitten haben. Das müssen Sie schon selber wissen, denn auch ein »Röntgenpass« hält nur einen Bruchteil der wahren Belastung fest.

Das zweite Problem: Der »Erfolg« der Radiojodtherapie wird dadurch verringert, dass sich zwar der Basedow in seiner Erkrankungsintensität zurückzieht, sich aber in nahezu allen Fällen nach der Behandlung eine Schilddrüsenunterfunktion einstellt, die lebenslang mit Schilddrüsenhormonen behandelt werden muss. Über eine Tablette aber die Hormone genau einzustellen ist fast unmöglich, weshalb Sie damit rechnen müssen, dass manchmal mehr Hormone im Blut vorhanden sind, als Sie jetzt gerade brauchen, oder eben zu wenige und dass Sie dementsprechende Schilddrüsenüberfunktions- oder -unterfunktionsbeschwerden entwickeln können. Glücklicherweise bietet hier die ganzheitliche

Behandlung mit der Umstellung auf Schilddrüsenextrakt oder unter Einsatz von energetischen Formen von Jod in den meisten Fällen effektive Abhilfe. Davon aber später.

Auch der chirurgische Eingriff, die subtotale Strumaresektion (das heißt eigentlich »unvollständiges Herausschneiden« der Schilddrüse), hat übrigens eine Erfolgsquote von 95 Prozent. Operiert werden darf ja auch in der Schwangerschaft, in der man zum Schutz des Kindes eine Radiojodtherapie verboten hat. Auch hier gibt es vor allem zwei Probleme: Der Eingriff ist erst mal nicht ohne Risiken, was die Narkose betrifft, aber auch die Möglichkeit der Verletzung von Halsstrukturen, beispielsweise des Stimmbandnervs oder der Nebenschilddrüsen. Zweitens müssen auch hier Schilddrüsenhormone lebenslang eingenommen werden, wobei die Dosierung hier ebenfalls problematisch ist.

Schilddrüsenblocker

Glücklicherweise hat die pharmazeutische Industrie mit ihren Produkten schon oft sowohl die Operation als auch die Strahlentherapie verhindern können. Wenn manche Ärzte heute immer noch sehr schnell nach der Diagnosestellung eines Basedow zur Operation raten, hat das nur noch sehr selten medizinische Gründe. Möglicherweise ist die Praxis, die Sie gerade aufgesucht haben, in einen Verbund eingegliedert, der in seinen Krankenhäusern auch Schilddrüsenoperationen anbieten möchte. Das kann eine Einrichtung aber nur, wenn dort auch eine bestimmte Anzahl von Patienten pro Jahr eine

Schilddrüsenoperation machen lässt. Dafür müssen dann in manchen Fällen Patienten geradezu »rekrutiert« werden, sozusagen zwangsverpflichtet. Besonders in der ersten Jahreshälfte kann es Ihnen passieren, dass man sehr rasch zu einer Operation rät, während sie gegen Jahresende gerne verschoben wird, weil die jährliche Operationsquote schon erfüllt ist und die Krankenkassen die Krankenhäuser in dieser Phase gerne dazu zwingen, die Kosten selbst zu tragen. Plötzlich kann es da heißen: »Das hat alles keine Eile, wir schauen mal, was wir medikamentös machen können.« Kaum

Ärztliche Empfehlungen sind nicht immer objektiv

aber ist der 1. Januar vorbei, hören Sie möglicherweise: »Das muss man sofort operieren. Da dürfen Sie nicht zuwarten.« Sie glauben, hier einen ärztlichen Rat zu hören, aber ist es das wirklich? Sie können das besser beurteilen, wenn Sie einfach Fragen stellen wie: Warum kann man nicht zuwarten? Was kann passieren? Wie wahrscheinlich ist es, dass es passiert? Gibt es Studien dazu, die gezeigt haben, dass das stimmt, was Sie mir hier erzählen? Leider gelten Sie aber in vielen Fällen schon nach der ersten Frage als »schwieriger« Patient, was dieses Vorgehen in der Praxis nicht empfehlenswert erscheinen lässt, weil Sie dabei Ihren behandelnden Arzt zu verlieren drohen — oder zumindest sein Wohlwollen.

Der Zwang, der auf Patienten mit Basedow mitunter ausgeübt wird, sich operieren zu lassen, ist jedenfalls enorm. Es ist unglaublich, mit welchen Schreckensbildern diesen ohnehin leicht zu ängstigenden Patienten Angst eingejagt wird. Man hört hier auch gerne das Argument, gerade bei einer Knotenbildung, dass Schilddrüsenzellen bösartig werden könnten. Schilddrüsenkarzinome sind bei der Hashimoto tatsächlich statistisch deutlich gehäuft, auf den Basedow trifft das aber nicht zu.

Nun zu den Schilddrüsenblockern: Die Mehrzahl der Menschen mit Basedow bekommen bei einer Schilddrüsenüberfunktion (Hyperthyreose), die sie ja aufgrund der Beschwerden zum Arzt führt, Schilddrüsenblocker wie Thiamazol oder Carbimazol und werden innerhalb weniger Wochen »gesund« – das heißt, sie haben keine Beschwerden mehr. Das ist eine sehr effektive Therapie, die nach meiner Erfahrung noch nie versagt hat. Jede(r Mensch mit) Schilddrüsenüberfunktion lässt sich »bremsen«, indem man einfach die Andockstelle für den TRAK, den Thyreotropin-Rezeptor-Antikörper, chemisch blockiert. Die Schilddrüse arbeitet dann bei guter Dosierung wieder »normal«, weil man mit diesen chemischen Arzneien einfach die Stellen, an die sich der TRAK so gerne ankoppelt, um die Schilddrüse anzutreiben, mit einem anderen Mittel besetzt.

Schilddrüsenblocker meist sehr effektiv

Wie viele dieser Rezeptoren dann im Einzelfall blockiert werden müssen, um eine Überfunktion ganz auszulöschen, kann man im Vorhinein nicht sagen, weshalb man hier sehr eng mit den Patientinnen zusammenarbeiten und hören muss, wie sie darauf ansprechen. Paracelsus hat gesagt, dass die Dosis einer Substanz bestimmt, ob sie ein Gift, eine Arznei oder wirkungslos sein wird. In Erweiterung dieses Spruchs muss man auch von einer Krankheit sagen, dass sie auf eine chemische Blockierung hin nur dann positiv reagieren kann, wenn man die verwendeten Arzneien in ihrer Intensität der Intensität der Krankheit anpasst. Manche Fälle von Basedow brauchen hohe Mengen von Medikamenten, um sich zu beruhigen, andere nur sehr geringe.

Der Placebo-Effekt lässt sich beim Basedow übrigens nicht so leicht erzielen. Wenn uns ein Therapeut oder seine Therapien gefallen, werden wir schon davon allein ein Stück gesund, weil etwas in uns sagt, dass er uns gesund machen kann und wird. Und dieses Etwas löst eine chemische Reaktionsfolge in uns aus, die genau das macht, was wir uns beim Basedow von Schilddrüsenblockern erwarten. Der Körper wird mit Botenstoffen geheilt, die in diesem Fall von innen kommen und nicht von außen in Form einer Tablette. Bei der Behandlung von Schmerzen beispielsweise ist dieser Placebo-Effekt mitunter Hauptbestandteil mancher Heilmaßnahmen. Beim Basedow mit Überfunktionsbeschwerden ist das nicht ganz so leicht, denn es fehlt dem Körper ein Heilmechanismus, der sich direkt auf chemischer Ebene gegen einen TRAK richten kann – es sei denn zerstörerische Antikörper wie MAK oder TAK. Das ist der Grund, warum eine Placebo-Wirkung oder auch eine energetische Arznei bei dieser Form der Schilddrüsenüberfunktion nur sehr selten funktionieren wird. Deshalb greife ich in so einer Phase als Therapeut nicht so oft auf sanfte Medizin zurück, sondern gehe in den meisten Fällen völlig »schulmedizinisch« vor und mache das, was Menschen mit Basedow im Laufe der letzten Jahrzehnte aus der Ecke der Verzweiflung und Selbstaufgabe holen konnte. Durch die effektive Blockade der TRAK-Wirkung ist die Schilddrüsenüberfunktion in den allermeisten Fällen beherrschbar und die Operation oder Bestrahlung dadurch zumindest vorerst unnötig geworden.

Die Verwendung von Schilddrüsenblockern geht auf das Jahr 1942 zurück. Damals haben die Forscher S. Hertz und A. Roberts damit begonnen, bei Basedow-Kranken Thio-Uracil einzusetzen. Uracil ist ein Grundbaustoff des Lebens, einer der ältesten Bausteine überhaupt. Diese Pyrimidinbase ist Bestandteil der DNS und der RNS und übermittelt auf diese Weise Informationen für die Bildung von Eiweiß und damit für lebendige Strukturen schlechthin.

Uracil findet sich deshalb in rauen Mengen in Nahrungsmitteln, da diese ja fast alle einmal lebendige Strukturen waren. Das ist wirklich eine sehr interessante Arznei, denn sie greift tiefer als andere in den Körper ein, wenn sie nur leicht verändert angeboten wird. Gebunden an das aggressive Fluor beispielsweise, in Form von 5-Fluoro-Uracil, wird sie zum Krebsmedikament, das die Bildung von neuen Krebszellen blockieren kann. Als Propyl-Thiouracil ist heute ein Nachfahre des ersten Schilddrüsenblockers in der Basedow-Therapie noch sehr aktuell, obwohl er in der Schwangerschaft als bedenklich für die Gesundheit des Kindes angesehen wird und statistisch gesehen auch einer von 10 000 Basedow-Kranken, die damit behandelt werden, an Leberversagen stirbt.

Die Therapie mit Schilddrüsenblockern ist also ein Spiel mit dem Feuer, das nur geführt wird, weil es alternativlos scheint. Eine andere typische Komplikation bei Schilddrüsenblockern ist die Verminderung von Blutzellen, insbesondere der weißen Blutkörperchen, die *Agranulozytose*. Diese ist als Erstreaktion bei der Behandlung relativ häufig und tritt bei etwa einem Prozent der Patienten auf. Diese Information kann man natürlich auch umdrehen und positiv formulieren, indem man sagt: 99 Prozent der Menschen, die mit Propyl-Thiouracil behandelt werden, haben überhaupt keine Nebenwirkungen. Das ist eine recht gute Verträglichkeit dieser Arznei und sicherlich auch dosisabhängig. Manchmal tut man hier des Guten zu viel, dosiert zu hoch und muss dann mit Vergiftungserscheinungen umgehen. Neben den schon genannten sehr ernsthaften Nebenwirkungen können außerdem noch Hautreizerscheinungen auftreten, die häufig jucken oder sogar eine Bläschenbildung zur Folge haben, ebenso Hautverfärbungen und Haarausfall oder frühes Ergrauen der Haare. Manche

Patientinnen berichten über Benommenheit, Muskelschmerzen oder Gelenkschmerzen, Sodbrennen, Übelkeit mit Erbrechen oder einen Verlust des Geschmackssinns. Die Krankheit ist ja nicht nur in der Schilddrüse lokalisiert, sondern betrifft alle Gewebe des Körpers und darüber hinausgehend den Geist und die Seele, die bei Basedow alle zusammen darauf gepolt sind, mehr Leistung bringen zu wollen, als eigentlich angebracht ist oder von einem Menschen gefordert werden kann. Die »Nebenwirkungen« der Schilddrüsenblocker blockieren dann sozusagen dieses Bestreben.

Man könnte es natürlich auch einfacher haben, sich einfach das Jod mit der Nahrungszufuhr entziehen und dadurch immer ruhiger und fauler werden, weil einem dieser Basisstoff der Lebensenergie fehlt. Aber die Konsequenz, einen radikalen Schritt in diese Richtung zu machen, bringen nur sehr wenige PatientInnen auf. Die meisten haben das Gefühl, dass es mit ihrem »Leben«, also den Tagesabläufen und Pflichten, auf jeden Fall so weitergehen muss; dass sie weiterhin alle Aufgaben wahrnehmen wollen und müssen, die ihnen gestellt werden, und dass sie deshalb eine Tablette wollen, die ihnen dabei hilft, diese Ziele zu erreichen. So eine Tablette kann dann Propyl-Thiouracil sein. Je heftiger die Anstrengungen des Alltags sind und je höher die Arznei dosiert wird, desto stärker werden dann natürlich auch die Nebenwirkungen sein.

Der einfachste Weg: die Jodzufuhr stoppen

Das ist für Sie wichtig zu wissen: Sie können die Dosis des Schilddrüsenblockers durchaus reduzieren, wenn Sie auch Ihre Aufgaben reduzieren. Und je niedriger die Dosis, desto weniger müssen Sie auch Komplikationen befürchten, die ohnehin dosisabhängig sind und nicht durch die Arznei an sich bedingt werden. Besonders das

Leberversagen kommt nicht aus heiterem Himmel, sondern ist zumindest aus der Sicht der traditionellen Medizin der unglückliche Zusammenstoß von zwei Elementen der Natur. Man muss es sich so vorstellen: Die Leber als Organ des Elements Feuer, in der Hitze und Trockenheit entsteht, wird durch eine Arznei wie Propyl-Thiouracil abgekühlt, die in ihren medizinischen Fähigkeiten als kühlend und trocknend beschrieben werden kann. Sie ist dadurch dem Element Erde zuzuordnen, welches das direkte Gegengift gegen den feuchtwarmen Basedow darstellt. Durch eine Schilddrüsenblockertherapie kann durch das Zusammentreffen eines trockenen Organs und einer trockenen Arznei ein Übermaß an Trockenheit im Körper entstehen und dadurch die Leber versagen. Vielleicht einfacher gesagt: Die beim Basedow sehr stoffwechselaktive Leber wird zu stark in ihrer Funktion gebremst und stellt diese irgendwann einmal bei Überdosierung eines Schilddrüsenblockers völlig ein. Man nennt das Leberversagen. Es tritt aber nur dann auf, wenn gerade eine relative Überdosierung von Propyl-Thiouracil vorliegt oder die Leber genau zu dem Zeitpunkt überaktiv ist. Das unglückliche Zusammentreffen dieser zwei Belastungsfaktoren vorherzusagen ist nicht ganz leicht, da der Körper Biorhythmen unterliegt, die manchmal größere, manchmal kleinere Anforderungen an die Enzyme der Leber stellen. Auch der Wassergehalt der Organe ändert sich dauernd, vor allem bei einer Frau, die noch stark dem Einfluss der Östrogene unterliegt und deshalb vor der Monatsblutung einen höheren Wassergehalt hat als danach. Generell ist es sicherlich günstig, wenn Sie bei einer Therapie mit Propyl-Thiouracil viel warmes Wasser trinken, um etwaige Überdosierungen auf Kör-

Schilddrüsenblocker intelligent dosieren

perebene etwas abzufedern, indem Sie eine Austrocknung verhindern.

Ein weiterer heute häufig verordneter Schilddrüsenblocker ist Thiamazol, ein Thioamin wie schon Propyl-Thiouracil, ein schwefelhaltiges und ammoniakhaltiges Produkt, das den Einbau von Jod an Thyreoglobulin verhindert und dadurch auf chemischem Weg die Bildung von Schilddrüsenhormonen stoppt. Es heißt im englischen Sprachraum auch Methimazol und wird deshalb leicht mit dem Schmerzstiller Metamizol verwechselt. Eine Vorstufe von Thiamazol ist dann ein weiterer Schilddrüsenblocker, der wohl am häufigsten in den Arztpraxen verordnet wird: Carbimazol. Beide Substanzen scheinen die Leber weniger negativ zu beeinflussen als Propyl-Thiouracil. Ein Großteil der Nebenwirkungen, die Sie unter dieser Therapie haben, drücken sich in Form von allergischen Beschwerden aus und diese reagieren dann auch tatsächlich auf Antiallergika, sogenannte Antihistaminika.

Schilddrüsenblocker und ihre Produktnamen

Carbimazol: Carbimazol Hexal, Carbimazol Henning
Thiamazol: Favistan, Methizol, Thyrozol, Thiamazol Henning, Thiamazol Hexal
Propyl-Thiouracil: Propycil

Betablocker

Mitunter gehört zu den schulmedizinischen Therapieanstrengungen beim Basedow auch der Einsatz sogenannter Betablocker, das sind Blutdruckmittel oder Medikamente, die das autonome Nervensystem blockieren und mit denen man den Herzschlag in seiner Schnelligkeit dämpfen kann. Bei der

Bei der Schilddrüse direkt angreifen

Schilddrüsenüberfunktion setzt man sogenannte nicht-kardioselektive (also nicht nur auf das Herz wirkende) Betarezeptorenblocker wie Propranolol ein, was sich nebenbei auch sehr günstig auf die Schilddrüsenüberfunktion selbst auswirken kann. Die Medikamente mildern nicht nur das Herzrasen, sondern auch andere »nervöse« Erscheinungen und behindern sogar die Umwandlung von T4 zu T3. Sie greifen also direkt an der Schilddrüse an und können so die Aktivierung von Schilddrüsenhormon selbst hemmen. Bei schweren Verlaufsformen der Krankheit wird man in den meisten Fällen Betablocker einsetzen, um auf diese Weise auch die Wirkung von Schilddrüsenblockern zu verstärken.

Behandlung der endokrinen Orbitopathie

Wie behandelt man eine endokrine Orbitopathie (s. S. 32)? Die Augen machen sich relativ bald durch eine Trockenheit, oft mit Jucken und Entzündung der Bindehaut bemerkbar. Hier hat man mit konventionellen Tränenersatzmitteln oder Salben der Augenheilkunde Erfolg, kann aber auch mit homöopathischen Arzneien wie Euphrasia-Augentropfen, dem Augentrost, viel bewirken. Diese Tropfen können Sie mehrmals täglich ins Auge geben. Die Beschwerden lassen sich so in den meisten Fällen lindern. Euphrasia kann auch innerlich in Form von Euphrasia D12-Kügelchen, 3 x 5 Kügelchen täglich, eingenommen werden. Eine wichtige homöopathische Arznei in diesem Zusammenhang ist auch Apis D12. Versuchen Sie einmal 5 Kügelchen dieser Arznei und beobachten Sie, ob und wie stark die Beschwerden zurückgehen. Bei jeder Verschlechterung kann diese Arznei wieder gegeben werden.

Es lohnt sich auch, eine dreiwöchige Schüßler-Salze-Kur zu machen, um auf mineralischer Ebene im Bereich des Augengewebes eine Entlastung hervorzurufen. Diese Kur sieht so aus:

Schüßler-Salze-Kur bei Augenproblemen

Nr. 3 Ferrum phosphoricum D12
Nr. 4 Kalium chloratum D6
Nr. 8 Natrium chloratum D6

je 5 Tabletten täglich und über den Tag verteilt gelutscht, 3 Wochen lang

Radikalmaßnahmen wie die Bestrahlung des Gewebes hinter dem Augapfel oder die Einspritzung von Steroiden (»Cortison«) oder Cyclosporin werden von Augenärzten bevorzugt und sind sehr sorgsam durchzuführen, da man dabei oft gesundes Gewebe verletzt und den Sehnerv dadurch so schädigen kann, dass die Blindheit nicht durch die Krankheit, sondern durch die Therapie eintritt. Ähnlich steht es auch mit Operationen der Augenmuskeln oder der Lider, die entweder Doppelbilder verringern oder kosmetische Wirkung haben sollen. Menschen, bei denen die Krankheit sich so stark ausgeprägt hat, haben in der Regel aber schon Jahre einer ganzheitlichen Behandlung versäumt. Es sind fortgeschrittene Fälle, die oft solche drastischen Maßnahmen rechtfertigen oder sogar angezeigt erscheinen lassen.

Krankheitsursachen und -auslöser

Man könnte denken, dass man nur erkennen muss, woran ein Mensch erkrankt ist, und dann weiß man oft schon, was er zu seiner Gesundung braucht. In der Praxis sieht es dann nicht selten so aus, dass man zwar oft sehr viel über eine Krankheit weiß, sich daraus aber noch lange kein klares Bild ergibt mit möglichen Handlungsanweisungen. Letztendlich weiß man doch viel zu wenig – das gilt auch für komplizierte Phänomene wie den Basedow.

Beginnen wir einmal zu sortieren, was wir über das Wesen der Krankheit wissen. Auffällig ist, dass der Morbus Basedow fast nur Frauen im gebärfähigen Alter betrifft. Die Erkrankung kann zwar prinzipiell in jedem Lebensalter auftreten, ein Drittel der Erkrankten sind aber schon Erwachsene unter 35, die meisten Erkrankungen treten zwischen dem 20. und 40. Lebensjahr auf. Es ist also eine »junge« Erkrankung, die nicht wie viele andere Krankheiten als »Abnutzungserscheinung« zu sehen ist. Die meisten Betroffenen sind, wie schon gesagt, Frauen, was die Frage aufwirft: Was ist das Besondere am Wesen einer Frau dieses Lebensalters, das die Erkrankung erklärt?

In Ländern, in denen viel jodiert wird, steigt die Erkrankungshäufigkeit. Das heißt nach der Denkweise der alten Medizin, dass jenes Element, das unserem Körper Wärme und Feuchtigkeit vermittelt, offensichtlich zu stark dosiert ist. Jod kann nämlich in giftiger Menge auch und vor allem dort schaden, wo schon die Natur Wärme und Feuchtigkeit angelegt hat. Diese sind auch auf der Gefühlsebene Vitalitätszeichen. Basedow-Anfällige sind unter diesem Gesichtspunkt dann vor allem Frauen, die eine starke Emotionalität, Lebendigkeit und Gefühlsbetontheit an den Tag legen. Auch das nachwachsende Leben, das Baby im Mutterleib, ist warm und feucht und viele Basedow-Fälle treten in der Schwangerschaft oder nach der Geburt auf. Diese feuchtwarme Veranlagung in einer feucht-warmen Lebenssituation wie der Schwanger-

Risikozeit: Schwangerschaft und die Zeit danach

schaft kann noch leichter zu einer Basedow-Erkrankung führen, wenn wir zahlreiche Aufgaben haben, die zu erfüllen sind oder die wir meinen erfüllen zu müssen. Denn auch unsere Pflichten und Tätigkeiten, die wir im Leben wahrnehmen, verstärken unsere innere Hitze. Und: Je mehr wir uns bewegen, desto wärmer wird uns. Eine Frau, die rund um die Uhr hart arbeitet, sich danach noch »entspannt«, indem sie joggen geht, und außerdem ein aktives Geschlechtsleben hat, kann da schon einmal »überdrehen«, ihre

Schilddrüse so stark überlasten, dass daraus ein Basedow entsteht. Das ist aber nur dann der Fall, wenn bei all diesen Aktivitäten ein Zweifel mitschwingt, das Gefühl: Das reicht nicht aus, du müsstest noch erfolgreicher sein. Vielleicht besteht z. B. ein Kinderwunsch, aber eine innere Stimme sagt: Das schaffst du gar nicht, weil dich niemand unterstützt, du kannst dir das deshalb gar nicht zutrauen.

Gefahr: Zu viel Hitze und Feuchtigkeit Nach der Lehre der alten Medizin gilt diese »Überhitzung« auch für Aktivitäten im geistigen und seelischen Bereich. Alles, was uns in »Wallung« bringt, wie man früher sagte, ist eine Form der Wärme, eine Form der Bewegung. Die Wallung entsteht durch Botenstoffe in unserem Körper. Die wichtigsten davon sind die Schilddrüsenhormone. Wenn wir also die Erkrankungshäufigkeit am Basedow unter diesem neuen Blickwinkel betrachten, dann sehen wir einen klaren Hinweis darauf, dass ein Übermaß an Hitze und Feuchtigkeit im Körper den Basedow hervorrufen kann und dass deshalb auch alles Kühlende und Trocknende eine Verbesserung bewirken kann. Wir haben hier nach dem Gegensatzprinzip eine Handlungsanweisung für alle therapeutischen Maßnahmen. Unter »Naturheilkundliche Therapien« werden wir sie ab S. 76 vorstellen.

Wenden wir uns aber zunächst noch einmal den Ursachen und Auslösern einer Basedow-Erkrankung zu. Es soll nicht verschwiegen werden, dass manche Menschen genetisch stärker dazu prädestiniert sind, einen Basedow zu entwickeln. Man kann bei einem Großteil der Erkrankten das Antigen HLA-DR3 isolieren, ein Erbfaktor, der diese Menschen prinzipiell für die Ausbildung von Autoimmunerkrankungen empfänglich macht. Aber warum bricht die Krankheit dann bei manchen aus und bei anderen nicht? Hier wird gerne zur Antwort gegeben, dass Umwelteinflüsse wie das Rauchen, Virusinfektionen oder psychosozialer Stress dafür verantwortlich sein könnten. Allerdings ist das eine schon etwas veraltete Sicht der Genetik: Heute weiß man, dass negative Gedanken und Gefühle einen weit stärkeren Einfluss auf die Ausprägung genetischer Anlagen nehmen können als vermutet. Anscheinend können sich sogar mitunter genetische Veranlagungen durch seelische Reize ausbilden und an künftige Generationen weitergegeben werden. Hier gibt es noch keine eindeutigen Erkenntnisse der Genforschung, aber erste Einblicke in diese Thematik zeigen, dass der alte Gegensatz zwischen Vererbung und Umwelteinflüssen nicht mehr aufrechterhalten werden kann. Zurück bleibt eine Erkenntnis, die auch schon 500 Jahre alt ist und von Paracelsus stammt: Es kommt auf den *Archeus* des Menschen an. Der Archeus ist ein handelndes Etwas in jedem von uns, das entscheidet, ob wir uns der Anstrengung und Bitterkeit des Lebens optimistisch und kraftvoll stellen und unserem Leben unseren Willen aufzwingen oder ob wir uns von Missständen beherrschen lassen. Wir müssen stark und gestaltungsfähig sein, um unser Leben leben zu können. Der Archeus, die Handlungsfähigkeit, ist eine Grundvoraussetzung jedes Lebens. Entweder wir zähmen unsere Umwelt oder sie beherrscht oder vernichtet uns. Im »Kleinen Prinzen« von Antoine de Saint-Exupéry wird der Weg gewiesen, wie diese Zähmung zu erfolgen hat: durch die Liebe, die auch ein gegenseitiges Zähmen zwischen den Menschen ist. Liebevoll muss der Umgang mit und unter uns sein, damit wir nicht in einen Morbus Basedow hineinstürzen. Wir müssen unser Selbstwertgefühl beständig und mit Nachdruck aufbauen, um gesund werden zu können. Liebevoll muss der Weg sein, auf dem man aus dieser Krankheit herausgeführt wird – liebevoll sowohl in der Behandlung des ganzen Menschen als auch seines Körpers durch die Therapien und Arzneien, die wir nun im Folgenden kennenlernen werden.

Naturheilkundliche Therapien

Beim Basedow dienen die naturheilkundlichen Arzneien dazu, Hitze und Feuchtigkeit aus dem Körper zu nehmen. Zu diesem Ziel führen mehrere Wege, die Sie nach persönlichen Vorlieben kombinieren, aber auch einzeln beschreiten können.

Kälteanwendungen

Zu den »Kälteanwendungen« kann man nach der Elementelehre sogar kühlende und trocknende Arzneien wie einen Betablocker oder Schilddrüsenblocker zählen. Diese grobe Behandlungsrichtung kann aber auch mit anderen Mitteln eingeschlagen werden, beispielsweise durch einen Aufenthalt im Gebirge oder durch einen Umzug in kühle oder kalte Länder, durch dünne, luftdurchlässige Kleidung oder medizinische Kältetechniken wie das Kneippen. Auch andere Kälteanwendungen wie ein Eispack auf der Schilddrüse sind hilfreich. Allerdings stoßen wir hier mitunter auf die Selbstregulationsmechanismen des Körpers, die schon darauf abzielen, den erhitzten Körper herunterzukühlen, um damit auch die Krankheit zu überwinden. Das merkt man daran, dass schon eine leichte zusätzliche Abkühlung des Körpers ein Frieren auslösen kann, was auf eine erhöhte Kälteempfindlichkeit hindeutet. Erst glaubten Sie noch, an innerer Hitze ersticken zu müssen, und kaum haben Sie ein Fenster geöffnet, beginnen Sie schon zu »klappern«. Kälteanwendungen sind deshalb immer vorsichtig und mit Bedacht auszuführen, um den Körper nicht zu überfordern und seine eigenen Heilbestrebungen zu respektieren. Eine bequeme Anwendung von Kälte wäre es, sich warm anzuziehen und dann einen Eispack aus der Tiefkühltruhe in ein

Herabkühlen der Schilddrüse

Handtuch zu wickeln und auf die Schilddrüse zu legen und dort so lange einwirken zu lassen, bis die Packung warm geworden ist. Das können Sie mehrmals täglich wiederholen und es funktioniert besser, als wenn Sie allein mit einem Eispack arbeiten. Viele Menschen mit Ängsten, die eine Panikattacke erleiden, erleben eine Verbesserung ihrer Beschwerden einfach durch das gezielte Herabkühlen der Schilddrüse, wodurch vorübergehend die Schilddrüsenhormonproduktion eingestellt und die Stressreaktion im Körper gemildert wird. Die Kälteanwendung nimmt mit der Wärme auch die Entzündung aus der Schilddrüse, was sowohl für den Körper als auch für Geist und Seele hilfreich sein kann. Nicht selten gelingt es Basedow-Kranken, auf diesem Weg einen klaren Kopf zu gewinnen. Denn Kälte erreicht auch den Geist und hilft ihm, geordneter zu denken. Klares, nüchternes, kühles Denken und geordnete Lebensstrukturen helfen Ihnen insgesamt dabei, die Konfusion, die die Krankheit im geistig-seelischen Bereich hervorgerufen hat, nach und nach aufzulösen, was sich wiederum positiv auf die Heilung auswirkt. Die Beschäftigung mit »trockenen«, mineralisch-klar strukturierten Gedanken ist heilend, während starke Unruhe in Ihrer nächsten Umgebung – beispielsweise durch lebhafte Kinder – auch schon mal einen Basedow-Schub auslösen kann. Und seelisch kann eine Therapie in dem Versuch bestehen, alle Reize auszuschalten, die einen emotionalen Überschwang bedingen können. Hier ist auch der Raum für Angsttherapien, Entspannungstechniken und die Sozialtherapie, die Patientinnen in ein schützendes soziales Gefüge führt, in dem sie zu sich finden können.

Jod in Nahrungsmitteln vermeiden

Die erste Möglichkeit, Ihren Basedow positiv zu beeinflussen, besteht darin, möglichst kein Jod mit der Nahrung aufzunehmen. Das geht nur, wenn Sie den Jodgehalt der einzelnen Nahrungsmittel kennen. Hier eine kleine Anregung dafür:

Jodgehalt einzelner Nahrungsmittel (Mikrogramm pro 100 g)

Meeresalgen	40 000–2 000 000	Meersalz (Vita)	200
Meeressalat	48 000	Seelachs	200
Jodiertes Speisesalz	2000	Steinsalz	200
Molkenpulver (Inland)	2000	Fischstäbchen	160
Lebertran	840	Kabeljau	150
Molkenpulver (Ausland)	650	Garnelen	130
Meeräsche	330	Miesmuscheln	130
Sahne 10 % (Inland)	250	Butter (Inland)	120
Schellfisch	250	Steckmuscheln	120
Kondensmilch (Inland)	220	Schafskäse	110

Brathering	100	Schweinefleisch (Inland)	35
Hummer	100		
Joghurt (Inland)	100	Lachs (ohne Jodfütterung)	34
Rotbarsch	100		
Speisequark mager (Inland)	100	Edamer Käse	30
		Emmentaler Käse	30
		Flunder	30
Kiwis	80	Feta aus Schafsmilch	30
Makrele	80	Vollmilchschokolade	29
Seelachs in Öl	80	Nutella	27
Parmesan	67	Sardinen in Öl	25
Buttermilch (Inland)	60	Brunnenkresse	18
Camembert	60	Champignons	18
Lachs in Öl	60	Seezunge	17
Matjesfilet	60	Brokkoli	15
Austern	58	Möhren	15
Bückling	50	Erbsen (geschält)	14
Hartkäse	50	Rinderleber (Ausland)	14
Heilbutt	50	Schweineleber	14
Scholle	50	Erdnüsse	13
Thunfisch in Öl	50	Grünkohl	12
Schweineschmalz (Inland)	45	Spinat	12
		Kuhmilch (Inland)	11
Hering	40	Schwarztee	11
Räucherlachs	40	Sahne 10 % (Ausland)	10
Sardinen	40	Cashew-Nüsse	10
		Hühnerei	10

Schweineschmalz (Ausland)	10	Aal	4
Siedesalz (Kochsalz)	10	Bierhefe	4
Roggenbrot (ohne Jodsalz)	9	Buttermilch (Ausland)	4
		Erbsen (grün)	4
Kaffee	8	Feigen (getrocknet)	4
Radieschen	8	Flussbarsch	4
Rettich	8	Forelle (ohne Jodfütterung)	4
Schweinefleisch (Ausland)	8	Gans	4
Gerste	7	Kartoffeln	4
Kondensmilch (Ausland)	7	Kohlrüben	4
		Meerwasser	4
Rindfleisch (Ausland)	7	Pastinaken	4
Roggen	7	Speisequark mager (Ausland)	4
Spargel	7	Ziegenmilch	4
Endivien	6	Joghurt (Ausland)	3,5
Hafer	6	Bananen	3
Muttermilch	6	Bohnen, grün	3
Sojabohnen	6	Butter (Ausland)	3
Weißbrot (ohne Jodsalz)	6	Hammelfleisch	3
Haferflocken	5	Kalbfleisch (Ausland)	3
Olivenöl	5	Knoblauch	3
Preiselbeeren	5	Kopfsalat	3
Weißkohl	5	Mais	3
Zitronensaft	5	Sellerie	3
		Walnüsse	3

Gurke	2,5	Datteln (getrocknet)	1
Hirse	2,5	Erdbeeren	1
Kuhmilch (Ausland)	2	Grapefruit	1
Äpfel	2	Johannisbeeren	1
Apfelsinen	2	Kirschen	1
Karpfen	2	Kokosnuss	1
Mandeln	2	Mandarinen	1
Mango	2	Pfirsiche	1
Paprikaschoten	2	Pflaumen	1
Reis	2	Rhabarber	1
Tomaten	2	Sojamehl	1
Zucchini	2	Wassermelone	1
Zwiebeln	2	Aprikosen	0,5
Birnen	1,5	Rosenkohl	0,5
Feigen	1,5	Traubensaft	0,5
Haselnüsse	1,5	Weintrauben	0,5
Kohlrabi	1,5	Weizen	0,5
Kürbis	1,5	Trinkwasser	0,3
Apfelsaft	1	Blumenkohl	0
Apfelsinensaft	1	Stachelbeeren	0
Aubergine	1		

Wenn es Ihnen gelingt, fortan nur solche Nahrungsmittel zu sich zu nehmen, deren Jodgehalt unter 30 µg pro 100 g liegt, wird sich Ihr Basedow in kurzer Zeit verbessern und hat auch eine gute Chance auszuheilen. Es ist allerdings nicht ganz einfach, sich im Alltag so akribisch an Listen zu halten und immer im Kopf zu behalten, welche Nahrungsmittel welchen Jodgehalt haben. Vor allem wissen Sie nicht immer, ob irgendwelche Zusatzstoffe diesen Jodgehalt steigern. Mit starken Einschränkungen in Bezug auf Speisen zu leben ist letztendlich aber auch nicht gut für die Seele. Diese ängstliche Besorgnis an sich stört das Zusammenleben mit anderen Menschen und macht einen auch ältlich und kränklich. Eine Hilfe wäre hier, auch regelmäßig und in größeren Mengen Nahrungsmittel zu sich zu nehmen, die einen hohen Gehalt an Substanzen haben, die man »Goitrogene« nennt, also Kropfbildner. Der Name ist sehr bösartig gewählt, weshalb ich hier einen neuen benutzen möchte: *Biologische Schilddrüsenblocker*. Und genau das sind sie. Sie haben die Fähigkeit, einem hohen Jodgehalt in der Nahrung entgegenzuwirken. Wenn Sie schulmedizinisch gegen den Basedow vorgehen und Thiamazol, Carbimazol oder Propyl-Thiouracil einnehmen, wird nämlich auch ein »Goitrogen« verwendet, das Ihre Schilddrüsenüberfunktion auflöst.

Biologische Schilddrüsenblocker

Was bei einem Menschen mit einer normalen Schilddrüsenfunktion einen Kropf als Ausdruck eines Jodmangels hervorrufen kann, ist bei Ihnen als Basedow-Kranker ein Heilmittel, das Ihre Schilddrüse nicht vergrößern wird. »Goitrogen« sind die Schilddrüsenblocker nämlich nur bei Gesunden. Der Jodmangelkropf entsteht im alpenländischen Bereich dadurch, dass die Schilddrüse nicht genug Nachschub an Jod bekommt. Das führt dazu, dass das Gehirn vermehrt TSH (s. S. 16) ausschüttet. Dieses treibt die Schilddrüse an, indem sie das Wachstum von hormonbildenden Zellen fördert. »Goitrogen« ist hier der Jodmangel an sich, und das ohne jedes Hinzutun der Schilddrüsenblocker. Die »Logik« hinter dieser Schilddrüsenvergrößerung ist die, dass unser Gehirn bei Jodmangel denkt, je intensiver die Schilddrüse sich um die geringen Mengen Jod kümmert, desto besser wäre das auch. Also wird TSH ausgeschüttet und die Schilddrüse wächst. Ähnliches passiert, wenn Sie Carbimazol nehmen, das den Einbau von Jod blockiert. Wieder steigt das TSH, wieder wächst die Schilddrüse. Diesmal durch einen künstlichen Mangel, der durch eine Tablette hervorgerufen wird. Beim Basedow passiert das nicht so leicht.

Hier haben wir das Phänomen, dass die TRAK (s. S. 26) die Bildung von TSH effektiv unterdrücken, und das oft auch noch lange nachdem die Schilddrüsenwerte im Blut längst stark zurückgegangen sind und man eigentlich technisch gesehen schon von einer Schilddrüsenunterfunktion sprechen müsste. Deshalb kann beim Basedow gar kein Kropf entstehen, weil das TSH fehlt. Deshalb können die Goitrogene nicht goitrogen sein, weil sie nicht zur Kropfbildung führen. Das ist auch der Grund dafür, warum man sie besser neutral »Schilddrüsenblocker« nennen sollte. Dabei sind zwei große Gruppen zu unterscheiden: Die einen werden synthetisch im Labor hergestellt und bringen der Pharmaindustrie Gewinne, die vor allem jene Menschen freuen, die mit den Aktien der einzelnen Hersteller spekulieren. Die anderen werden von der Natur gebildet, kosten fast nichts und bringen vor allem Gemüsehändlern moderate Gewinne. Oder Sie können sie sogar selbst anbauen und ernten. Mit diesen biologischen Schilddrüsenblockern wollen wir uns nun beschäfti-

Die Bildung von TSH wird unterdrückt

gen, denn damit können Sie Ihren Basedow im Alleingang effektiv und auf natürliche Art und Weise beruhigen, ohne Tabletten schlucken zu müssen.

Zwiebeln und Knoblauch, aber auch Bärlauch enthalten natürliche Schilddrüsenblocker, die chemisch ähnlich stark wirken wie Propyl-Thiouracil. Die chemische Bezeichnung lautet: N-Propyldisulfid. Ähnlich steht es mit den schwefelhaltigen Kohlgerichten. Weißkohl, Rosenkohl, Brokkoli — sie alle bremsen auf

Gemüse als Schilddrüsenblocker

biologische Weise die Schilddrüse. Rohe Sojabohnen können bis zu 30 Prozent der Schilddrüsenhormone aus dem Blut in den Darm ziehen und damit aus dem Körperkreislauf entfernen. Eine ähnliche Wirkung haben Erdnüsse. Sie enthalten Phenole, die Tyrosin binden, weshalb der Schilddrüse die Aminosäure entzogen wird, die sie braucht, um Schilddrüsenhormone aus Jod zu bilden. Natürliche Schilddrüsenblocker sind auch in der Pearl-Hirse vorhanden. Einer der Wirkstoffe in verschiedenen Hirsearten ist Thiocyanat, das auch in Aprikosen, Pfirsichkernen, in Äpfeln und im Leinsamen vorkommt. Ein besonders effektiver Schilddrüsenblocker wird in der wilden Tamarinde, der Weißkopfmimose, gefunden. Er heißt 3,4-Dihydropyridin und wirkt etwa so stark wie Propyl-Thiouracil. Bei uns ist diese Hülsenfrucht nur wenig bekannt, eine asiatische Variante hat aber zunehmend Einzug in die Asialäden und Bioläden gefunden. Reizvolle Möglichkeiten für Menschen mit Basedow, regelmäßig Tamarinde zu sich zu nehmen, sind Tamarindenextrakt (bekannt als Asem), eine Tamarindenlimonade (im Handel erhältlich unter dem Namen »Colombiana«) oder Tamarindenkonfekt. Nehmen Sie diese genannten Nahrungsmittel reichlich zu sich. Es gibt einige Patientinnen in meiner Betreuung, die allein durch eine Nahrungsumstellung unter Nutzung möglichst jodarmer und möglichst schilddrüsenblockerreicher Speisen ihren Basedow zunächst in den Griff bekommen und dann auch ausgeheilt haben.

Wolfstrappkraut

Eine pflanzliche Arznei, die in unserem Kulturkreis seit Jahrhunderten u. a. bei Schilddrüsenüberfunktion in Form einer Tinktur zur Anwendung kommt, ist das Wolfstrappkraut, *Lycopus europaeus* (z. B. thyreologes®-Tinktur). Bei einer leichteren Schilddrüsenüberfunktion kann man beispielsweise mit 3 x täglich 20 Tropfen beginnen und dabei einen natürlichen Schilddrüsenblocker in einer berechenbaren Dosierung anwenden – anstatt zu Carbimazol oder Thiamazol zu greifen.

Nahrungsergänzungsmittel

Wenn Sie heute zum Arzt gehen, macht der gerne den Schrank auf und zieht eine Arzneipackung heraus, die sich bei näherer Betrachtung als Mineralstoff- oder Vitaminpräparat entpuppt. Die Pharmaindustrie macht heute einen großen Teil ihrer Umsätze mit Produkten, die ihren Käufern ein gutes Gefühl vermitteln, weil sie glauben, damit dem Körper fehlende Baustoffe zu ersetzen. So werden Nahrungsmittel »ergänzt« in der Hoffnung, damit einen Ausgleich zu schaffen für minderwertige Lebensmittel aus industrieller Herstellung. Bei dieser Sichtweise ist es dann der nächste Schritt, mit einer verstärkten Versorgung des Körpers mit einzelnen Vitalstoffen Gesundung herbeiführen zu wollen. Das klassische Beispiel ist hier Linus Carl Pauling, ein amerikanischer Wissenschaftler, der 93 Jahre alt wurde, angeblich weil (oder obwohl) er Vitamin C in Höchstdosen zu sich nahm. Selbst wenn die Begeisterung über das Potenzial dieser Form der Medizin schon vor Jahrzehnten in der Wissenschaft abgeebbt ist, nimmt doch ein Großteil der Deutschen Vitalstoffe zu sich in der Hoffnung, dabei gesünder zu werden.

Für Hashimoto und Basedow werden folgende Vitalstoffe empfohlen:

- Selen (200 µg)
- Vitamin D (500 I.E.)
- Omega-3-Fettsäuren (Omacor oder Zodin, 2 Kapseln täglich)

Besonders eindrucksvolle Wirkungen sind mir davon in meiner Praxis nicht aufgefallen. Ärzte, die diese Vitalstoffe empfehlenswert finden, messen die Selen-, Vitamin-D- und Omega-3-Fettsäure-Spiegel und führen diese Therapie so lange durch, bis Werte im hohen Normbereich erreicht werden.

Heilpflanzen zur Erdung

Der Heilmittelschatz der Natur ist mit der Besprechung jener Arzneien, die direkt an der Schilddrüse wirken und ihr entweder Jod vorenthalten oder entziehen, keineswegs erschöpft. Nach den Regeln der alten Medizin kann ein Überschuss an Wärme und Feuchtigkeit – ein Überschuss am Element Luft – auch behandelt werden, indem man das Element Erde in sich stärkt. Das passiert schon einzig und allein dadurch, dass wir altern. Denn je älter wir werden, desto stärker zieht sich das Leben aus uns zurück. Wir mineralisieren, verkalken. Und letztendlich nähern wir uns einem Zustand der Versteinerung und zerfallen zu Staub (schon in der Bibel heißt es: Staub bist du und zu Staub wirst du zurückkehren).

Die Weisheit des Alters – ohne dass wir dabei auch wirklich alt sein müssen – liegt in einem Gefühl der Festigkeit und Stabilität, das immer dann eintritt, wenn wir die Dynamik und Leidenschaft der jungen Jahre für uns gezähmt haben. Zu dieser **Stabilisierung durch Lebensmittel und Heilpflanzen** Stabilisierung können uns Lebensmittel oder Heilpflanzen verhelfen, die erdnah sind und »erdig«. Hildegard von Bingen, die selbst Angstpatientin war und womöglich Basedow gehabt hat, hat im 12. Jahrhundert für ihre Therapien vor allem Wurzeln von Bäumen, Sträuchern oder Gräsern genommen und ist dabei auf Galgant, Bertram und andere Arzneien gestoßen, bei denen vor allem die in die Erde eingewachsene Wurzel zu Heilzwecken herangezogen wird. Auch die Nutzung von Baldrian findet vor allem über die Wurzel statt.

Prinzipiell ist es so: Alles, was in der Erde wächst – nämlich Wurzeln – oder erdnahe Früchte liefert, ist als Arznei zur Heilung von Ängsten, innerer Unruhe, Schlaflosigkeit, Herzklopfen, Bluthochdruck, kurz für Schilddrüsenüberfunktionsbeschwerden geeignet. Wurzeln schmecken fast alle bitter (bei Ausnahmen wie der Süßholzwurzel wird es schon im Namen erwähnt), was einen »erdigen«, nämlich trocknenden und kühlenden Charakter hat. Alles Bittere erdet, so auch die Bitterkeit des Lebens. Und ein gutes Gegenmittel zu einer luftigen Krankheit ist es, dort, wo wir sind, Wurzeln zu schlagen, ein Nest zu bauen, uns ein Heim zu schaffen. Der Mensch macht das, indem er Häuser aus Mineralien errichtet, die zum Großteil aus Calcium und Silikaten bestehen. Das erklärt auch, warum diese Mineralien so wichtig bei der Behandlung vom Basedow werden, deren Ziel es ja auch ist, Stabilität für Seele und Geist zu erreichen. Alle pflanzlichen Lebewesen, die stark in die Erde verwurzelt sind, helfen uns über einen von chemischen Abläufen unabhängigen Mechanismus, uns zu »erden«, wieder »Wurzeln zu schlagen«. Hingegen sind alle Früchte oder Pflanzen, die hoch in den Himmel wachsen oder filigran sind, aus der Sicht der traditionellen Medizin bedenklich. Weil ihre Energien denen gleichen, an denen Sie während eines Krankheitsschubs leiden. Um diese »luftige« Verfasstheit auszugleichen, ist es notwendig, sich mit Erdfrüchten vertraut zu machen.

In der Erde verwurzelte Pflanzen unterstützen die »Erdung«

Hafer

Eine der wichtigsten pflanzlichen Arzneien gegen Ängste überhaupt liefert der Hafer. Unter dem Namen *Avena sativa* können Sie einen Pflanzenextrakt in der Apotheke kaufen oder auch die homöopathischen Globuli *Avena sativa* einnehmen. Der Hafer ist aber eine Arznei, die Sie am besten im frischen Zustand ernten und anwenden. Haferflocken und Haferkleie sind geeignete Nahrungsmittel zu allen Jahreszeiten. Noch wichtiger aber sind Haferkraut und Haferstroh, die Sie im Sommer vielleicht sogar selbst auf dem Acker ernten können. Denn hier finden wir neben einem sehr hohen Silikatgehalt und den wertvollen, kräftigenden Mineralien Eisen, Mangan und Zink noch alle anderen Vitalstoffe des Hafers im frischen Zustand. Der pharmazeutischen Industrie ist ein Indolalkaloid mit dem Namen Gramin aufgefallen. Es wirkt in hoher Dosis beruhigend. Dieses Gramin ist in der frischen Pflanze weit stärker vorhanden als in allen Zubereitungen, die Sie in der Apotheke finden.

Haferkraut oder Haferstroh bekommen Sie entweder in Bioläden, im Teeladen oder der Apotheke oder Sie ernten sie frisch auf dem Feld. Haferkraut nennt man den Stängel und die Blätter des Hafers im frischen Zustand, Haferstroh ist die getrocknete Variante. Vergewissern Sie sich durch Nachfragen beim Bauern, dass der Hafer nicht gespritzt wurde.

Für den Hafer gibt es zwei bewährte Anwendungen:

Haferkrauttee
1 gehäuften EL Grünen Haferkrauttee (3 g) mit 250 ml kochendem Wasser übergießen. Nach Abkühlen auf Zimmertemperatur abseihen. Mehrmals täglich oder kurz vor dem Schlafengehen 1 Tasse Tee schwach gesüßt trinken.

Haferstrohbad
Für ein Vollbad 100 g zerkleinertes Haferstroh mit 3 l Wasser 20 Minuten lang kochen. Den abgeseihten Sud dem heißen Vollbad zusetzen.

Die Behandlung mit Haferkrauttee ist eine Anwendung, die Sie im Basedow-Schub dann wählen, wenn Ängste, Unruhe und Schlaflosigkeit im Vordergrund stehen. Sie sollten sie als Zweiwochenkur ansetzen und danach Bilanz ziehen, wie stark Ihnen der Tee gegen die Ängste hilft. Im Bedarfsfall können Sie die Kur dann prinzipiell unbeschränkt fortsetzen. Es ist immer sinnvoll, nach einigen Monaten einfach mal damit auszusetzen und erst bei erneutem Auftreten von Ängsten wieder damit zu beginnen.

Das Bad mit Haferstroh ist eine der Maßnahmen, die Sie im Akutfall treffen, um aus einer Angst herauszukommen und sich zu entspannen. Man kann das Haferstrohbad noch mit Schüßler-Salzen intensivieren. Geben Sie 20 Tabletten Nr. 7 Magnesium phosphoricum D6 und 20 Tabletten Nr. 5 Kalium phosphoricum D6 ins Badewasser, um die entspannende Wirkung noch zu vergrößern.

Weizengras

Weizengras gehört zu den ältesten Heilmitteln der Menschheit und war vor einigen Jahrtausenden sowohl in China als auch in Europa weit verbreitet und soll hier vor allem von den keltischen Druiden als allgemeines Stärkungsmittel eingesetzt worden sein. Man kann die Keime dieses Süßgrases selbst auf eine Höhe von 20 cm auf mineralienreicher Erde sprossen lassen, nimmt dann täglich 100 g Weizengras, wäscht es, gibt es in den Entsafter und trinkt dann den Saft. Die Körner für das Pflanzen von Weizengras sind einfach die ungemahlenen Weizenkörner, die Sie im Bioladen bekommen. Eine mineralienreiche Erde, in der Sie sie sprießen lassen können, bekommen Sie im Baumarkt. All das ist für ein paar Euro zu haben, kostet allerdings ein bisschen Zeit und Mühe. Ansonsten bekommen Sie Weizengras bei Herstellern im Internet.

Buchweizen

Auch der Buchweizen gehört zu den europäischen Kulturpflanzen, die seit einigen Jahrzehnten nur noch ein Nischendasein genießen. Mit Buchweizenmehl kann man aber recht annehmbare Backwaren fabrizieren. Und als Arznei bewährt ist der Buchweizen gegen Bindegewebsschwäche und Krampfadern und hilft beim Basedow gegen Gelenks- und Bindegewebeschmerzen. Buchweizenkraut als Tee hat außerdem eine deutliche angstlindernde Wirkung.

Buchweizenkrauttee
2 TL Buchweizenkraut mit 250 ml kochendem Wasser übergießen, 10 Minuten ziehen lassen. 3 Tassen täglich 3 Wochen lang trinken.

Kalmuswurzel

Der Kalmus ist ein Aronstabgewächs, das bis zu einem Meter hoch wachsen kann. Seine Wurzel hat es in sich. Sie liefert aromatische Stoffe, die heute vor allem als Beigabe für Getränke oder Kosmetika verwendet werden. Als traditionelle Arznei gegen nervöse Erschöpfung und Magenbeschwerden kann sie aber dem Menschen vor allem dazu verhelfen, sein Erdelement zu stärken und sich innerlich zu stabilisieren.

Kalmuswurzeltee
2 TL zerschnittene Wurzel mit 250 ml kochendem Wasser übergießen, 10 Minuten ziehen lassen, abseihen, 3 Tassen täglich 3 Wochen lang trinken.

Kieselsäurespender

Die Kieselsäure wird als homöopathische Arznei generell dazu genutzt, schleichende Entzündungen zur Ausheilung zu bringen. Eine solche liegt ja auch beim Basedow vor. Außerdem verstärkt sie das Gefühl der »Erdhaftigkeit« im Körper, lässt Sie schwerer, strukturierter und ausgeglichener werden.

Zu den Heilpflanzen, die reich an Kieselsäure sind, zählen unter anderem Quecke, Sandsegge, Schachtelhalm und Spitzwegerich.

Queckentee
3 TL Kraut, also Stängel und Blätter, mit 250 ml kochendem Wasser übergießen, 10 Minuten ziehen lassen, abseihen, 3 Tassen täglich 3 Wochen lang trinken.
Die Quecke kommt bei Erschöpfung und Abgeschlagenheit zum Einsatz.

Sandseggentee
3 TL Kraut, also Stängel und Blätter, mit 250 ml kaltem Wasser übergießen, bis zum Sieden erhitzen, 10 Minuten ziehen lassen, abseihen, 3 Tassen täglich 3 Wochen lang trinken.
Die Sandsegge wird bei Hautunreinheiten angewendet.

Schachtelhalmtee
2 TL Kraut, also Stängel und Blätter, mit 250 ml kaltem Wasser übergießen, 10 Stunden ziehen lassen, abseihen, 3 Tassen täglich 3 Wochen lang trinken.

Der Schachtelhalm wirkt gegen »rheumatische« Beschwerden, wie sie bei Basedow und den Mischformen dieser Krankheit mit Kollagenosen häufig vorkommen.

Spitzwegerichtee
2 TL Blätter mit 250 ml kochendem Wasser übergießen, 15 Minuten ziehen lassen, abseihen, 3 Tassen täglich 3 Wochen lang trinken.
Der Spitzwegerich wird bei Reizhusten und Infektneigung eingesetzt.

Eine günstige Gelegenheit für eine Heilanwendung dieser Pflanzen ergibt sich, wenn Sie gerade einen Infekt oder eine Hauterscheinung haben, die Sie therapieren wollen. Dann denken Sie beispielsweise bei einem frischen Atemwegsinfekt mit Reizhusten lieber an den Spitzwegerich als an ein anderes Heilkraut wie z. B. Thymian, wenn Sie einen Schleimlöser brauchen. Eine gute Idee ist es auch, in der warmen und feuchten Jahreszeit des Spätfrühlings, in dem diese Pflanzen ja wachsen, das zur Jahreszeit passende Heilkraut bei Spaziergängen direkt zu ernten und anzuwenden. Es ist eine alte Tradition, das zeitgerechte Wachsen von Heilpflanzen als »Fingerzeig Gottes« zu nehmen. Und da Sie ja beim Basedow von einer feuchten und hitzigen Krankheit befallen sind, können prinzipiell alle Heilpflanzen, die im April oder Mai wachsen, geprüft werden, ob sie als Ihr persönliches Heilkraut infrage kommen.

Schüßler-Salze

Nach meiner Erfahrung sind die Schüßler-Salze, die »Salze des Lebens«, wie sie ja auch heißen, sehr gut dazu geeignet, den Körper in Richtung Gesundheit umzupolen und das gilt auch bei Basedow mit den damit verbundenen Ängsten. Und Sie ersparen sich mit der Anwendung von Schüßler-Salzen oft die intensive Suche nach einem homöopathischen Konstitutionsmittel, indem Sie dessen Wirkung mit mehreren Schüßler-Salzen auf mineralischer Ebene zu erreichen versuchen. Ein großer Teil der Wirkung der Homöopathie beruht ja beispielsweise bei Heilpflanzen auf dem Mineraliengemisch, das für diese Heilpflanzen charakteristisch ist. Mit Schüßler-Salzen die für Sie wichtigen Mineralien in energetisierter Form auszuwählen und dem Körper zuzuführen hat dann einen ähnlichen Effekt wie die Gabe eines einzigen passenden Homöopathikums, verbessert aber außerdem auf chemischer Ebene in Ihrem Körper Mineralienflüsse, die wohl schon eine Zeit lang nicht mehr optimal funktioniert haben. Diese körpereigenen Mechanismen wieder in Gang zu bringen kann für einen Menschen mit Basedow bedeuten, dass er sich entspannter und zugleich stabiler fühlt und damit in der Lage, seine Heilung innerlich und aus eigener Kraft vorzubereiten.

Die »Salze des Lebens« wurden 1873 von Dr. Wilhelm Heinrich Schüßler, einem Oldenburger Hausarzt, der nur homöopathisch arbeitete, definiert. Er wendete alle Salze, die es im Körper gibt, in ihrer homöopathischen Verdünnung als Arznei bei allen möglichen Krankheiten an und hatte damit eindrucksvolle Behandlungserfolge. Teilweise gelang es ihm, Mangelzustände zu beheben, in manchen Fällen aber auch, eine Kochsalzvergiftung oder eine Überdosierung mit Jod zu mildern, die ja bei vielen Schilddrüsenerkrankungen vorliegt. Heute gehören Schüßler-Salze zu den am meisten angewandten Arzneien in Deutschland und viele Menschen sagen, dass sie damit einen Großteil ihrer Alltagsbeschwerden lindern oder beheben können. Eine wissenschaftliche Absicherung dieser Effekte ist bislang zwar nicht gelungen, aber ich kann aus meiner eigenen Erfahrung als Therapeut sagen, dass man beispielsweise mit dem Schüßler-Salz Nr. 3 Ferrum phosphoricum D12 – dem wohl populärsten unter den Schüßler-Salzen – einen Großteil der viralen Infekte abmildern oder sogar ganz verhindern kann. Vorstellen kann man sich die Wirkweise dieser geringen homöopathischen Mengen an Eisenphosphat

In der therapeutischen Erfahrung Wirkung eindeutig

so, dass das Immunsystem zu Beginn eines Infekts Eisen braucht und wenn dieses in einer »energetisierten« Form zugeführt wird, kann dadurch eine Stärkung des Immunsystems erfolgen. Dadurch wird der Infekt rasch und effektiv mit den körpereigenen Kräften niedergerungen. Aber auch die Tatsache, dass Eisen insgesamt ein Sauerstoffträger ist und durch die Gabe dieses Salzes die Versorgung des Körpers mit dem Lebenselixier Sauerstoff verbessert wird, mag hier eine Rolle spielen.

Es gibt heute insgesamt 27 verschiedene Schüßler-Salze zu kaufen. Glücklicherweise sind sie von den Herstellern nummeriert worden, da ihre Namen sehr ähnlich sind. Man kann sie rezeptfrei und für wenige Euro in jeder Apotheke bekommen, weshalb sie sich auch gut für die Eigenbehandlung eignen. Wie die Schüßler-Salze dosiert werden sollen, darüber gibt es zwar keine breite

Übereinstimmung, doch ausreichende Hinweise, sodass Sie sich im Laufe der Zeit immer sicherer in der Eigenanwendung fühlen. Nach meiner Erfahrung ist es sinnvoll, bei chronischen Beschwerden »Kuren« zu machen, bei denen man fünf Tabletten täglich über den Tag verteilt über mehrere Wochen zuführt. Die Tabletten werden gelutscht und sollen nicht geschluckt werden. Menschen mit einer Laktoseunverträglichkeit müssen etwas aufpassen, da größere Mengen eines laktosehaltigen Schüßler-Salzes Bauchschmerzen hervorrufen können. Hier sollten Sie in der Apotheke nach Schüßler-Salzen fragen, die laktosefrei sind.

Bei der Schüßler-Salze-Basiskur bei Basedow kommen folgende Salze zur Anwendung:

Schüßler-Salze-Basiskur bei Basedow

Nr. 4 Kalium chloratum D6
Nr. 12 Calcium sulfuricum D6
Nr. 13 Kalium arsenicosum D6
Nr. 16 Lithium chloratum D6

Nehmen Sie 3 Wochen lang je 5 Tabletten täglich, einzeln über den Tag verteilt gelutscht.

Wenn Sie diese Kur drei Wochen lang konsequent durchgeführt haben, ziehen Sie Bilanz, wie sehr sich Ihre Beschwerden verbessert haben und ob Sie die Kur noch einmal drei Wochen lang fortsetzen wollen. Leichtere Fälle von Basedow sind durch diese therapeutische Maßnahme schon zur Ausheilung gekommen und auch schwierige Fälle dadurch effektiv gemildert worden.

Diese Kur kann als Erstmaßnahme bei Basedow gelten und in jedem Stadium der Krankheit angewandt werden. In diese Rezeptur sind zwei Kaliumsalze aufgenommen. Insgesamt ist kein anderes Alkalimetall so gut geeignet, die Anspannung von Menschen, die an dieser Krankheit leiden, herabzusetzen.

Anspannungen und Ängste lösen

Kalium chloratum ist außerdem der »natürliche Schleimlöser« im Zwischengewebe, was sowohl bei der endokrinen Orbitopathie als auch bei anderweitigen Schwellungen von Geweben günstige Wirkungen zeigen kann. *Kalium arsenicosum* hat zusätzlich die positive Eigenschaft, über seine Arsenkomponente Ängste lösen zu können. Arsen ist außerdem an der Temperaturregulation des Körpers beteiligt, ein Kernpunkt bei der Behandlung von Menschen mit Basedow, die einerseits an innerer Hitze zu verglühen glauben, andererseits aber sehr leicht frieren, vor allem an den Füßen. *Calcium sulfuricum* ist eine wichtige Arznei bei Entzündungen und hilft auch, eine überschießende schädliche Wirkung von MAK und TAK abzumildern. *Lithium chloratum* ist jenes Schüßler-Salz, mit dem sich Gefühlsschwankungen regulieren lassen. Das hat bei Basedow eine ganz große Bedeutung, da es sehr schwer ist, bei hoher Krankheitsaktivität emotional halbwegs »normal« zu reagieren. Gefühle sind in dieser Phase überschießend und stark wechselnd, was auch hinderlich für den *Archeus* (s. S. 75) ist, jene innere Kraft, die uns ja alle in die Lage versetzt, eine Krankheit aus eigenem Antrieb heraus zu überwinden.

Schüßler-Salze bei Ängsten mit Unruhe

Man kann Schüßler-Salze auch für etwas einsetzen, das man in der Homöopathie eine Konstitutionstherapie nennt. Der Begriff ist etwas unglücklich gewählt, denn er stammt aus einer Zeit, in der man der Ansicht war, dass die Gesundheit des Menschen im Wesentlichen durch seine Erbanlagen definiert wird. Wer eine »gute« Konstitution hatte, musste sich um seine Gesundheit keine Sorgen machen. Und der Rest der Menschheit wurde dazu angehalten, eine »schlechte« Konstitution durch verschiedene Maßnahmen zu stärken, um im Überlebenskampf wenigstens halbwegs mithalten zu können. Von diesem deterministischen Weltbild ist man heute zum Glück abgerückt. Trotzdem ist es nicht zu leugnen, dass Menschen, die einen Basedow entwickeln, eher zu Ängsten neigen, weil sie ein Menschentyp sind, dessen Selbstwertgefühl nicht selbstverständlich ist, ein Typ, der mehr als andere zu Selbstzweifeln neigt, an sich höhere Anforderungen stellt als Menschen, die ihre Schilddrüse nicht so leicht überfordern, weil sie

Wie steht es mit dem Selbstbewusstsein?

legerer mit sich umzugehen gewohnt sind. Ob diese Grundtendenz nun mit Vererbung, Familientradition oder verschiedenen Umweltfaktoren zusammenhängt, ist nebensächlich. Wirklich zählen tut die Frage: Wie kann man daran arbeiten, diese Tendenz aufzulösen? Denn wer weniger Ängste hat, kann einen Basedow viel leichter überwinden und findet im Leben leichter zu Gleichmut und Selbstsicherheit.

Ich möchte für Sie in diesem Kapitel alle Schüßler-Salze zusammenstellen, die bei innerer Angst und Unruhe gegeben werden können. Angst und Unruhe sind beim Basedow das häufigste geistig-seelische Symptom, das mitunter bis zu Panikattacken führt und dann eine Notfallmedikation braucht. In dieser Situation ist es wenig hilfreich, wenn Sie von Ärzten mit Benzodiazepinen oder Antidepressiva behandelt werden. Einmal, weil die Wirkung nicht besonders groß ist, aber auch, weil bei Benzodiazepinen die Suchtgefahr erheblich wird.

Schüßler-Salze bieten sich dagegen als harmlose und oft effektivere Arznei an. Wollen Sie einen akuten Panikanfall mit Schüßler-Salzen mildern, müssen Sie allerdings sehr hoch dosieren. Entweder Sie lutschen eine Tablette nach der anderen, bis eine Beschwerdelinderung eingetreten ist – das kann manchmal erst nach 50 Stück der Fall sein –, oder Sie machen Zubereitungen von Schüßler-Salzen in heißem Wasser. Dafür gibt man 10 Tabletten in ein Glas heißes Wasser, rührt um und trinkt es schluckweise leer. So eine heiße Zubereitung kann man auch mehrmals hintereinander wiederholen.

Die im Folgenden beschriebenen Salze sind dazu geeignet, »Angst mit innerlicher Unruhe« zu lindern. Wenn Sie nun das Salz auswählen wollen, das am besten auf Sie passt, müssen Sie sich Gedanken darüber machen, woher wohl der Basedow und die Unruhe kommen könnten. Welches Trauma ihn vielleicht ausgelöst hat und unterhält, welcher seelischer Kernkonflikt bei Ihnen als Ursache am wahrscheinlichsten ist.

Nr. 2 Calcium phosphoricum D6

Dieses Salz wird in der Jugend viel gebraucht von gefühlvollen Menschen, die immer nur weg von zu Hause wollen und dem Alltag entfliehen und ihre Freiheit und neue Erfahrungen suchen, aber eigentlich etwas naiv und zu sanft sind, um sich in der Welt durchboxen zu können. Bei Enttäuschungen treten Ängste mit Herzklopfen auf. Starkes Heimweh ist ein Leitsymptom für dieses Salz.

Nr. 7 Magnesium phosphoricum D6

Dieses Salz ist das wichtigste gegen Anspannung bei Menschen, die stark unter Leistungsdruck stehen, sich beweisen wollen, aber unsicher sind und sich dadurch verkrampfen. Es sind jüngere Menschen mit roten Wangen, die ständig innerlich angespannt sind und unter Wadenkrämpfen und Einschlafstörungen leiden.

Nr. 9 Natrium phosphoricum D6

Hier treten Ängste durch das Gefühl des Ungeliebtseins auf. Gebraucht wird es vor allem in der Pubertät, wo Ängste und soziale Rückzugstendenz mit starken Aknebeschwerden und säuerlich riechendem Schweiß einhergehen. Es ist eine wichtige Arznei bei Basedow, der in der Pubertät auftritt.

Nr. 15 Kalium jodatum D6

Dieses Salz kann die Schilddrüse ganz allgemein beruhigen und in ihrer Funktion ausgleichen. Dadurch kann man sich innerlich besser an Stresssituationen anpassen. Bei Basedow kann es ja passieren, dass man unter Belastung immer nervöser und hektischer wird und Herzklopfen hat. Daraus kann sich auch eine Panikattacke entwickeln. Lutschen Sie einfach mal eine Tablette, um zu überprüfen, ob nicht eine Jodüberempfindlichkeit Herzklopfen auslöst. Falls nicht, können täglich bis zu 10 Tabletten eingenommen werden. Eine heilende Wirkung auf den Basedow kann dann oft festgestellt werden.

Nr. 16 Lithium chloratum D6

Dieses Salz ist geeignet für Menschen, deren Gefühlszustände mit »Himmelhoch jauchzend, zu Tode betrübt« beschrieben werden können. **Lithium für den Gefühlsausgleich**
Es hilft, Gefühlsschwankungen auszugleichen, wodurch Ängste im Zustand der Manie, der Zeiten übersteigerten Antriebs und abnormal gehobener Stimmung, verhindert werden. Die Manie kann nach außen wie eine Euphorie wirken, mündet aber nicht selten in Panikattacken.

Nr. 21 Zincum chloratum D6

Zink ist ein wichtiges Spurenelement für die Funktion von Nerven. Wo es fehlt oder nicht richtig funktioniert, stellen wir oft ein Zucken oder einen Tic fest. Die Betroffenen klagen über ein Gefühl der Rastlosigkeit, haben Angst davor, eingesperrt zu sein. Dieses Salz hilft gegen Platzangst, gegen Klaustrophobie und Agoraphobie.

Homöopathie

Die Behandlung des Basedow durch Homöopathen ist so alt wie die Diagnose, also etwa 150 Jahre. In den Nachschlagewerken, den sogenannten Repertorien, die dabei zur Mittelsuche benutzt werden, gibt es auch eine eigene Rubrik mit dem Titel »Basedow, Graves disease, Struma basedowificata« mit etwa 50 verschiedenen Arzneien. Im Laufe der Jahre scheinen sich manche davon besonders bewährt zu haben. Der Schweizer Homöopath Ritter Jost Künzli von Fimmelsberg hat die wichtigsten Arzneien mit einem

Punkt markiert, eine Empfehlung für Kollegen, sich dieser Heilmittel besonders häufig zu bedienen, weil sie in vielen Fällen eine durchgreifende Wirkung gezeigt haben. Für den Basedow sind das die Mineralien *Natrium muriaticum*, das Kochsalz, und *Phosphor*. Eine weitere Arznei, die im Repertorium hervorsticht, ist das *Eisen*, beispielsweise in Form von *Ferrum metallicum*. Eisen ist bei Frauen

Homöopathisches Eisen bei Basedow

immer dann angebracht, wenn sie eine »unterdrückte Menses« haben. Heute meint man damit Zyklusunterdrückungen, die durch die Pille auftreten. Die Monatsblutung setzt ein paarmal aus und dann kann ein Basedow auftreten. Der kann dann durch die Einnahme von homöopathischem Eisen heilbar sein.

Bevor wir zu den einzelnen homöopathischen Mitteln kommen, sei eine Vorbemerkung gestattet. Ich habe durch die Homöopathiebücher, die ich im Laufe der Jahre veröffentlicht habe, mehrmals große Unruhe in Fachkreisen hervorgerufen. Ich habe behauptet, man könne die homöopathische Behandlung von Krankheitsbildern durchaus in die Hand der Patienten selbst legen. Widerspruch wurde vor allem dort eingelegt, wo ich Rezepte erwähnte, bei denen die sogenannten »Hochpotenzen« (ab C12 oder D23) zur Anwendung kamen. Meine Meinung, dass ein Laie, der sich um die Homöopathie bemüht, annähernd so gute Erfolge bei der Eigenbehandlung erzielen kann wie ein erfahrener Homöopath, hat mir wenig Freunde unter Kollegen gemacht. Schon der Alltag zeigt aber, wie effektiv viele Menschen, die keine Therapeutenausbildung haben, Beschwerden anhand von Rezeptbüchern erfolgreich therapieren lernen. Und die Betriebsblindheit von Kollegen, die Computerprogramme zur Mittelfindung benutzen, ist erheblich. Leider gibt es auch bislang keine Rezeptbücher, die Ihnen sagen, an welche Arzneien Sie bei Basedow besonders denken sollen.

Diesen Mangel möchte ich hiermit wettmachen. Ich tue das mit gutem Gewissen, denn der große Vorsprung, den der Homöopath durch seine Berufserfahrung hat, wird ausgeglichen durch die Tatsache, dass sich der Patient selbst am besten kennt. Dieses Wissen kann auch keine zweistündige Anamnese ersetzen. Ich kann mir vorstellen, dass aufgrund der Empfehlungen in diesem Buch wieder einige Heilpraktiker ihren Patienten sagen werden, wie gefährlich die homöopathische Eigentherapie angeblich sein kann, besonders mit Hochpotenzen. Ob Sie nun aber Hochpotenzen benutzen oder Niedrigpotenzen, Sie werden sich nie schaden. Wer so etwas trotzdem behauptet, formuliert damit eigentlich nur die Angst, Sie als Kunden zu verlieren. Und was Schädigungen durch Homöopathie betrifft, möchte ich Sie ausdrücklich beruhigen. Ich behandle mich selbst und Patienten seit Jahrzehnten und habe noch nie einen Schaden bei nicht sachgerechter homöopathischer Behandlung feststellen können. Egal wie viel Homöopathie Sie fälschlich angewandt und in welchen Potenzen Sie eine Heilung versucht haben und dabei gescheitert sind: Das Schlimmste, was Ihnen passieren kann, ist die »Erstverschlechterung«, über die sich Homöopathen ja eigentlich sehr freuen, weil sie glauben, jetzt gehe es mit der Heilung so richtig los.

In der überwiegenden Mehrzahl der Fälle ist eine »Erstverschlechterung« aber eine Arzneimittelprüfung – eine Scheinkrankheit, die sich bald auch wieder legt und den Körper gestärkt zurücklässt, weil seine Reaktionsfähigkeit dadurch erhöht wurde und seine Erfahrung in der Bekämpfung von Krankheiten gestiegen ist. Es ist so etwas wie Schattenboxen des Körpers, das immer dann eintritt, wenn er homöopathisch falsch behandelt wird. Auch das kann über kurz oder lang die Widerstandsfähigkeit gegen Krankheiten erhöhen. Hahnemann selbst und viele Homöopathen haben bedenkenlos Hochpotenzen von Arzneien im Rahmen ihrer Arzneimittelprüfungen an Gesunde verteilt und dabei genau das gemacht, was Sie als Laie vielleicht auf der Suche nach der richtigen Arznei am eigenen Körper tun werden. Und was für den Begründer der Homöopathie und die größten Homöopathen, die ihm folgten, vertretbar war, darf es für Sie ebenfalls sein. Eine Heilreaktion durch eine richtig gewählte Arznei sieht beim Kranken übrigens ganz anders aus als eine »Erstverschlechterung«. Sie ist ein wohliges Gefühl, das Ihnen von Gesundung spricht. Und dann kann es sein, dass eine Entgiftungsreaktion einsetzt, bei der ein Körpersaft verstärkt zu fließen beginnt. Das können Sie mit aller Ruhe geschehen lassen und sich dann freuen, dass Ihr Körper sich

Heilreaktion durch richtige Arznei

mit der Krankheit auseinanderzusetzen beginnt, um sie zu überwinden. Bei der erfolgreichen homöopathischen Behandlung des Basedow werden Sie in den meisten Fällen einen kurzen Atemwegsinfekt mit Heiserkeit und reichlich Auswurf von Schleim aus Bronchien und Luftröhre erleben. Denn das ist die Region, in der sich ja auch der Basedow vornehmlich bemerkbar macht. Auch ein erhöhter Tränenfluss oder sogar Blutungen der Augen, mitunter auch Sekretfluss aus den Ohren oder aus dem Mund, kommen als positive Reaktion auf ein Homöopathikum vor bei Menschen, die an einer Orbitopathie leiden. All das ist kein Hinweis auf eine neue Erkrankung, sondern die Art, wie ein lebendiges System sich erfolgreich repariert.

Kommen wir nun zu den homöopathischen Arzneien, die ich zu Beginn des Kapitels erwähnt habe. Für die Behandlung des Basedow stehen also in erster Linie die drei homöopathischen Mineralien im Vordergrund, die Künzli erwähnt: Eisen, Kochsalz und Phosphor. Sie sind in der homöopathischen Denktradition nebenbei gesagt alle mit dem Thema der Blutbildung verbunden. Wenn jemand stark blutet, gibt man ihm gerne Eisen oder Phosphat oder eine Kombination davon, die wir oben als Schüßler-Salz Nr. 3 kennengelernt haben. Blutarmut wird auch gerne mit Eisen oder Kochsalz behandelt. Dass auch eine Schilddrüsenentzündung mit diesen Arzneien erreicht werden kann, weist deshalb in der Tradition bis zur Elementelehre zurück. Sowohl das Blut als auch die Schilddrüse werden in der alten Medizin dem Element Luft zugeordnet; Eisen, Kochsalz und Phosphor sind deshalb gleichermaßen dazu geeignet, Krankheiten zu heilen, die durch ein Übermaß von Luft in der Mischung der Elemente im Körper entstanden sind. So ein Übermaß kann im Seelischen durch ein zu starkes Gefühl entstehen, das gekränkt wurde. Dieser Erkrankungsmechanismus wird durch die drei Hauptarzneien auf unterschiedliche Weise beantwortet.

Ferrum metallicum

Hier findet diese Kränkung im Rahmen einer Kampfsituation statt. Der Mensch, der Eisen als Heilmittel braucht, ist eine Kämpfernatur, er arbeitet sich an einem Problem innerlich ab und wird davon schwach. Diese Menschen leiden neben einem Morbus Basedow oft auch an Blutarmut oder zumindest an einem Eisenmangel, was sich in einem niedrigen Ferritinwert manifestiert. Dieses »Auspowern« führt bei Frauen einerseits zu körperlicher Schwäche durch zu starke Regelblutungen mit Eisenverlust und Unruhe und Nervosität durch hohe Basedow-Aktivität.

Natrium muriaticum

Vom homöopathischen Kochsalz heißt es, dass es die Erinnerung an länger zurückliegende Kränkungen und die daraus entstehenden Bitterkeit bewahrt. Denken Sie an Frau Lot, die sich in der Bibelgeschichte umwandte und zur Salzsäule erstarrte. Was muss diese Frau schon vorher mitgemacht haben, um so zu reagieren! Nun, da sie aus der Stadt vertrieben wird und alles verliert, ist sie im seelischen Aufruhr. Da sie nicht damit aufhören kann, an die ihr zugefügten Leiden zu denken, beginnt sie innerlich salzig zu erstarren. Es gibt so einen mineralischen Bodensatz in den meisten von uns, eine Verkrustung in der Seele. Besonders die üblichen, sehr weit verbreiteten seelischen Konflikte mit der eigenen Mutter oder dem eigenen Vater oder Bitterkeit über gescheiterte Beziehungen sind hier ein Thema und können einen Basedow auslösen.

Seelische Verkrustungen auflösen

Seelische Verkrustungen können sich durch energetisiertes Kochsalz auflösen lassen, und zwar so, als würde Wasser hinzugefügt. Daraus entsteht emotional vorübergehend ein scharfes Gemisch, eine Salzlake. Man spürt die Emotionen, die als Erstreaktion aufsteigen, sehr intensiv, sie wallen auf und vergehen dann aber wieder und lassen einen erleichterten Menschen zurück. Und können auch einen Basedow positiv beeinflussen oder sogar heilen.

Phosphor

Der »Lichtbringer«, wie man das Wort aus dem Altgriechischen übersetzt, bringt Licht in die Seele und kann eine durch seelische Konflikte ausgelöste Erschöpfung abmildern. Es ist die beste Arznei für Menschen, die sozial oder mitmenschlich engagiert sind und mit anderen mitleiden, sich für andere einsetzen und durch die Tatsache krank werden, dass die Welt oft ein kühler Ort der Ungerechtigkeit ist. Phosphor hilft diesen Menschen mit Basedow, leitet sie dazu an, sich stärker auf sich selbst zu konzentrieren und sich nicht immer wieder vom Leid anderer Menschen von der eigenen Heilung abhalten zu lassen.

Anwenden, abwarten und beobachten

Wie soll man diese drei Arzneien nun am besten anwenden? Ich empfehle eine einmalige Gabe in der Potenz C30, 1 x 5 Kügelchen.

Nach der Einnahme der Kügelchen folgt über einige Tage eine Zeit des Abwartens, nach der die Frage beantwortet werden muss, welche subjektiven, aber auch objektiv messbaren Verbesserungen vorliegen. Fühlen Sie sich deutlich besser? Sind Sie ruhiger geworden? Hat sich der Schlaf verbessert? Sind Sie deutlicher in Ihrer inneren Mitte? Was macht das Herz, was der Bluthochdruck? Werden die Körperfunktionen ruhiger? Wie kann man das objektivieren – sinken die Antikörperspiegel, insbesondere TRAK? Kann die Dosis von bremsenden Medikamenten zurückgefahren werden, ohne dass es zu einer Verschlechterung des Zustands kommt?

Ist ein deutlicher Erfolg eingetreten, wird die Gabe des gleichen Mittels bei erneuter Verschlechterung der Beschwerden wiederholt. Kann keine Verbesserung festgestellt werden, ist es besser, eine andere Arznei zu versuchen. Homöopathie, die richtig angewendet wird, wirkt normalerweise so stark, dass bei einem »Treffer« beim Anwender kein weiterer Zweifel darüber besteht, dass er damit auf dem richtigen Weg ist. Wenn Sie also noch Zweifel haben, heißt das eigentlich nur, dass Sie (zumindest derzeit) nicht empfänglich für diese Arznei sind, die Sie gerade versucht haben, und dass Sie sich anderweitig umschauen müssen.

Heilwirkung eindeutig bei richtig angewendeter Homöopathie

Weitere homöopathische Arzneien

Von Homöopathen häufig angewandt werden außerdem die folgende Substanzen: *Lycopus europaeus*, *Jodum*, *Spongia* oder *Thyreoidinum*. *Lycopus europaeus*, das Wolfstrappkraut, wird in höherer Dosierung als Heilpflanze bei Basedow eingesetzt. Ob sie auch in homöopathischer Konzentration Wirkung haben kann, ist für mich schwer zu beantworten. Ich habe damit bei Basedow noch keinen Erfolg gesehen. Ähnlich kritisch sehe ich *Jodum*, eine homöopathische Zubereitung von Jod. In der Basedow-Krise habe ich sogar einige Verschlechterungen gesehen, da selbst in dieser sehr geringen Konzentration durch die häufig große Empfindlichkeit gegen Jod schädliche Einflüsse möglich sind. Diese Reaktionen habe ich auch bei anderen jodhaltigen Arzneien wie *Spongia* oder

Thyreoidinum beobachtet. Am besten, Sie probieren eines dieser Heilmittel oder das Schüßler-Salz Nr. 15 *Kalium jodatum* D6 einmalig aus und beobachten genau, was es mit Ihnen macht. Wenn Ihnen die Anwendung guttut, haben Sie ein Heilmittel an der Hand, das Sie öfters anwenden können. Ansonsten sollten Sie jodhaltige Arzneien eher vermeiden.

Bestimmte Symptome können auf das Mittel, das Sie brauchen, hinweisen. Das wären beispielsweise:

- Herzbeschwerden: *Cadmium jodatum*
- Druckgefühl im Kopf: *Natrium carbonicum*
- durch unterdrückte Menses entstanden (beispielsweise durch die Pille): *Ferrum metallicum*
- bei Tuberkulose in der Familiengeschichte: *Drosera rotundifolia*
- bei Darmkrebs: *Cadmium metallicum*

Sehr gute Erfahrungen habe ich auch immer wieder mit Gold bei Menschen mit Basedow gemacht, z. B. mit homöopathischen Arzneien wie *Aurum metallicum*, aber auch *Aurum chloratum natronatum*, eine Kochsalzverbindung. Es ist vielleicht das Hauptmittel bei geschäftstüchtigen, sehr genauen und qualitätsbewussten Menschen, die sich an ihren beruflichen Aufgaben erschöpfen. *Belladonna* und *Glonoinum* können das heftige Pulsieren und den Bluthochdruck bei Basedow-Krisen lindern, sie werden bei akutem Bedarf angewendet. Ähnlich steht es mit *Pilocarpinum*, einem homöopathischen Mittel gegen die Angst, gewonnen aus einer Pflanze, die ein parasympathomimetisches Alkaloid enthält. Das können Sie gegen Ängste einmal probieren.

Anwendung

In allen Fällen, in denen Sie diese Mittel einmal testen möchten, rate ich Ihnen, jedes einzeln für sich zu versuchen, als einmalige Dosis in der Potenz D12. Warten Sie dann wenigstens einige Stunden und fühlen Sie in sich hinein, was sich verändert und wie es Ihnen geht.

Wenn Sie eine Wirkung feststellen, konzentrieren Sie sich fortan auf die Gabe dieser Arznei und nehmen sie so lange, bis ihre Wirkung erschöpft ist. Das gelingt am besten, wenn Sie die Gabe immer erst dann wiederholen, wenn wieder eine Verschlechterung spürbar wird.

So weit zur Homöopathie in der Eigenanwendung. Mit dieser Diskussion verschiedener homöopathischer Arzneien kommen wir schon an das Ende meiner Empfehlungen zur Eigenbehandlung des Basedow. Vieles, was hier gesagt wurde, soll zur Anregung dienen, die Therapie, die man Ihnen angedeihen lässt, infrage zu stellen, ganzheitlich zu ergänzen oder auch einen alternativen Weg einzuschlagen, der Sie früher oder später auch an das Ziel der Heilung bringen wird. Diese bedeutet nicht **Im Leben eine neue Mitte finden** nur eine Verbesserung von Beschwerden und Laborwerten oder Ultraschallbefunden, sondern auch, dass Sie in Ihrem Leben eine neue Mitte finden. Es ist für mich immer wieder interessant und beglückend zu beobachten, was sich im Laufe einer Heilung auch im Umfeld einer Patientin tut. Wie sie beginnt, sich besser zu behaupten, beruflich oder privat neu zu orientieren. Wie sie es schafft, immer weiter ordnend das Leben so für sich einzurichten, dass sie darin gut leben kann. So gesehen ist die Therapie des Basedow auch eine Anleitung zum Glücklichsein.

Die Hashimoto-Thyreoiditis

Eine Einführung

Als ich in den 1980er-Jahren Medizin studierte, hieß es: Es gibt da anscheinend eine seltene Form der Schilddrüsenentzündung, die hat vielleicht einer von 20000 Menschen und sie heißt Hashimoto. Dreißig Jahre sind seither vergangen und das Bild hat sich gewandelt. Und zwar drastisch. Heute kann man bei 10 Prozent aller Menschen in Deutschland Antikörper nachweisen, die sie definitionsgemäß zu einem Hashimoto-Fall machen. Sind diese Menschen aber auch alle krank? Zumindest denkt das die Schulmedizin – wer Antikörper hat, ist nicht mehr normal. Und ein Abweichen von Normwerten wird in unserer Medizin ja auch gerne mit Krankheit gleichgesetzt. In den Augen von Therapeuten, die sich mit diesem Thema intensiver beschäftigen, ist das Bild aber nicht so eindeutig. Ob Antikörper gegen die Schilddrüse wirklich schon eine Krankheit beweisen? Nein. Wir haben es schon auf S. 40 gehört: 20 Prozent aller Frauen, die gerade ein Kind geboren haben, weisen mikrosomale Antikörper (MAK) im Blut auf. Und wenn man einige Jahre später diese Werte nach-

Abweichen von Normwerten = Krankheit?

prüft, sind die Antikörper weg, und das ohne jede Therapie. Es sind also Regulationsmechanismen des Körpers, die wir nicht genauer verstehen, die aber nachweislich harmlos sind. Außerdem ist das auch schon nachgeprüft worden, indem man diesen Menschen in die Schilddrüse gestochen und eine Gewebsprobe entnommen hat, die bewies, dass gar keine Entzündung vorlag, selbst wenn einige Antikörper im Blut nachweisbar waren.

Menschen nicht gleich als Patienten ansehen

Ich bin deshalb dafür, Menschen, bei denen keine Entzündung nachweisbar ist, nicht als Patienten zu bezeichnen. Wenn man das aber tut, sinken die Hashimoto-Fallzahlen drastisch. Und wenn man auch nur noch jene Fälle berücksichtigt, bei denen die Antikörper wirklich zu einer Selbstauflösung der Schilddrüse führen, dann fallen diese statistischen Werte schon beinahe ins Nichts. Sie landen etwa dort, wo sie schon vor vielen Jahren waren: nämlich, dass nur einer von 20 000 wirklich eine Selbstauflösung der Schilddrüse erlebt.

Ausgebrannt sein, nicht mehr leistungsfähig, sich stumpf fühlen – diese Beschwerden sind real und mitunter Ausdruck einer Hashimoto. Und diese können dann auch durch eine Behandlung der Schilddrüse wieder behoben werden. Hinzu tritt das Gefühl, im Leben nicht anzukommen. Das Bewusstsein, dass man eigentlich viel jünger ist, als man sich fühlt. Die Befürchtung, dass die Krankheit dazu führen könnte, dass man sein Leben versäumt, wenn dieser Zustand nicht bald aufhört. Dass man überhaupt nicht mehr ins Leben kommt und dadurch arbeitstechnisch, aber auch privat nichts auf die Reihe bringt. So relativ »harmlos« also eine Hashimoto auch in manchen Augen sein mag – in ihrer Auswirkung auf das Leben und die Chancen, die dabei verloren gehen, wenn man keine Heilung erfährt, ist sie doch nicht zu unterschätzen. So kann es durchaus sinnvoll sein, eine gute »Schilddrüsenpflege« zu betreiben, die Schilddrüse wieder aufzubauen und die Versorgung des Körpers mit Schilddrüsenhormonen zu optimieren. Wichtig ist aber auch zu hören, dass eine Hashimoto heilbar ist. Und dass ein Großteil der Menschen es trotzdem schafft, auch bei einer unbehandelten Hashimoto das Leben zu bewältigen. Pessimismus ist in Bezug auf diese Krankheit fehl am Platz.

Womit haben wir es denn zu tun?

> Die Hashimoto-Thyreoiditis ist eine teilweise oder vollständige Unterfunktion der Schilddrüse durch eine Entzündung, die durch Autoimmunantikörper hervorgerufen wird. Diese Entzündung lässt die Schilddrüse als krankes Organ schlechter funktionieren. Es werden weniger Schilddrüsenhormone gebildet und man fühlt sich dadurch schlapp, passiv, depressiv und kälteempfindlich.

Die Hashimoto ist die zweite bekannt gewordene Form der Autoimmunerkrankung der Schilddrüse und wurde zeitweilig als Basedow angesehen. Sie ähnelt dem Basedow auch, unterscheidet sich von ihm aber vor allem dadurch, dass es viel weniger dramatische Krankheitsverläufe gibt und sie nie mit einer »echten« Schilddrüsenüberfunktion einhergeht, selbst wenn es immer wieder Störungen gibt, die in diese Richtung weisen.

Unter ihrem Namen beschrieben wurde sie erstmals im Jahr 1912. Ihr Entdecker war ein japanischer Arzt, der auch in Deutschland geforscht und publiziert hat. Er hieß Hakaru Hashimoto (1881–

1934) und war Assistent des ersten japanischen Neurochirurgen, einem gewissen Hayari Miyake.

Die Entdeckung der Krankheit geschah so: Hashimoto war aufgefallen, das manche Schilddrüsen, die er im Rahmen seiner Ausbildung operieren musste, dicht mit Entzündungszellen durchsetzt waren. Er schrieb eine Studie darüber, die 1912 im Berliner »Archiv für klinische Chirurgie«, einer deutschen Fachzeitschrift, veröffentlicht wurde. Diese Veröffentlichung war eigentlich vor allem Ausdruck des Wunsches von Hashimoto, nach Deutschland zu gelangen, um dort zu arbeiten. Er konnte ganz gut Deutsch und kam dann auch nach Deutschland, nach Göttingen, um dort Pathologie zu studieren. Eigentlich hatte er vorgehabt, sich dauerhaft niederzulassen, da er Deutschland sehr bewunderte, ein Land, das damals in der medizinischen Wissenschaft an der Weltspitze stand. Der Erste Weltkrieg erzwang kurze Zeit darauf seine Ausreise und Hashimoto brachte den Rest seines Lebens als niedergelassener Arzt in seiner Heimatstadt Imagachi zu, wo er 1934 vorzeitig an einem Fieber starb.

Entdeckung der Krankheit durch Hashimoto

Eigentlich war Hashimoto längst ein anderer Forscher bei der Erstbeschreibung der Krankheit zuvorgekommen, was aber lange nicht erkannt wurde. Dieser Mann war ebenfalls Chirurg, und zwar am St. Thomas Hospital in London. Er hieß William Miller Ord (1834–1902) und hatte schon im Jahr 1878 einen Artikel verfasst, in dem er erwähnte, dass manche Menschen eine sehr kleine Schilddrüse haben, die außerdem stark entzündet ist. Diese Verkleinerung der Schilddrüse liegt auch heute bei einem Großteil der Patienten mit Hashimoto vor und ist die Folge der Selbstauflösung durch die Autoimmunerkrankung. Es wäre also korrekter und entspräche auch der medizinischen Definition, in dem Fall von der Ord-Thyreoiditis zu sprechen und den Namen Hashimoto nur dann anzuwenden, wenn die Schilddrüse auch deutlich vergrößert, nämlich eine Struma, ist. Wer eine kleine Schilddrüse durch Autoantikörper bekommen hat, leidet demzufolge an einer Ord-Thyreoiditis. Das würde bedeuten, dass ein Großteil der Menschen, die glauben, »Hashis« zu sein, eigentlich »Ords« wären. Aber der Name klingt dann vielleicht doch ein bisschen zu sehr nach Science-Fiction, um sich auch in der Umgangssprache durchsetzen zu können, und es fehlt ihm der geradezu modische Klang von »Hashimoto«.

Die Essenz der Hashimoto ist die Bildung der Antikörper MAK (s. S. 40) oder TAK (s. S. 43) aufgrund einer unklaren Ursache. Diese Antikörper verhindern die Bildung von ausreichenden Mengen an Schilddrüsenhormon. Die Folge ist eine Unterfunktion der Schilddrüse, die zuerst schleichend, später aber dann drastisch und auffällig werden kann. Wenn man sich hier die Frage stellt, was uns diese

Die Krankheitsaussage bei Hashimoto

Krankheit eigentlich »sagen« möchte, dann bekommt man eine ganz andere Antwort als beim Basedow. Dort haben MAK und TAK eine Art Schutzfunktion bei Menschen, die sich von Grund auf überfordern und die gebremst werden müssen, weil sie sonst unter dem Ansturm der TRAK verglühen müssten. Bei der Hashimoto bremsen die Antikörper einfach einen Menschen, der sonst gar nicht erkrankt ist, und verwandeln ihn in eine untüchtige, passive, mutlose und fühllose Variante seiner selbst. »Ich kenne mich nicht mehr, so wie ich jetzt bin ... So war ich eigentlich nie ... Ich hatte früher immer Power ohne Ende« – all das sind Äußerungen, die man von Hashimoto-Kranken unweigerlich hört. Sie waren einmal anders und sind jetzt ein »Schatten« ihrer selbst. Es ist eine Art Burn-out, den sie erfahren haben. Sie haben es im Leben versucht und sind gescheitert. Jetzt haben sie eine Krankheit, die dieses Scheitern abbildet und es zugleich rechtfertigt. Diese Realität, dass oft ein reales Scheitern der Hashimoto vorhergeht, erschwert aus naturheilkundlicher Sicht die Heilung. Denn die Krankheit zieht eine an sich »richtige« Bilanz. Erst wenn sich der erkrankte Mensch neu orientiert, andere Ziele setzt und auf sie zustrebt, kann die Hashimoto überhaupt heilen, denn der Krankheit wird dadurch der psychosomatische Boden entzogen.

Fallbeispiele

Eine 28-jährige Patientin, die durch die Scheidung ihrer Eltern vom 5. Lebensjahr an in einer engen, symbiotischen Beziehung mit der Mutter lebte, wurde von dieser emotional und zum Teil auch sexuell als »Partner« missbraucht. Nun lebt sie seit einigen Jahren in einer Beziehung mit einem Mann, den sie auch geheiratet hat und mit dem sie Kinder haben möchte. Etwas in ihrem Inneren aber hält sie zurück. Es ist die Mutter, die mehrmals am Tag anruft, sie weiterhin bevormundet, in ihrem Leben begleitet, immer wieder die Rolle einer Partnerin sucht. Die Hashimoto verhindert durch Schwächung der Hormonachse die Monatsblutung und macht die Patientin dadurch auch unfruchtbar. Das führt dazu, dass sie keine Kinder bekommen und die Mutterrolle nicht einnehmen kann und dadurch im Status eines Kindes verharrt. Sie kann ihre Ursprungsfamilie nicht verlassen und keine neue Familie gründen. Die Hashimoto entsteht also aus einer Ambivalenz: Die Patientin kann nicht von ihrer Mutter weg, weil diese sie braucht und außerdem eine ganz liebe und bemühte Person ist, die jede Menge Krankheiten hat; andererseits wünscht die Patientin sich nichts stärker, als die Mutter zurückzustoßen, und hofft, dass ihre Ehe sie aus dieser Gefangenschaft entführt. Die Schilddrüse »hilft« mit ihrer Krankheit, diese Entscheidung zu verhindern und alles in der Schwebe zu halten.

Ein anderer Fall ist eine 46-jährige Mutter von drei Kindern, die in dem Haus wohnt, in dem ihr Mann geboren ist und das er trotz mehrerer Geschwister geerbt hat. Das Haus steht auf dem Land und in ihm wohnt außerdem die Schwiegermutter der Patientin, um die sich die Patientin später sogar kümmern soll. Die Familien sind nicht wirklich getrennt. Die Schwiegermutter bestimmt immer noch, was gekocht und gegessen wird, und trifft mitunter auch noch Entscheidungen für ihren Sohn, die sich auf die Patientin und ihre Kinder auswirken. Eine erste Reaktion ist die Forderung der Patientin, die Lebensbereiche durch bauliche Maßnahmen zu trennen. Dann will sie überhaupt vom Land wegziehen, alles zurücklassen. Ihr Mann arbeitet auswärts, ist wenig da, kann einen Umzug eigentlich nicht finanzieren. Auch die Kinder will die Patientin nicht aus ihrem sozialen Umfeld herausreißen. In dieser inneren Konfliktsituation wird sie schilddrüsenkrank. Eine Hashimoto wird diagnostiziert. In der Folge weicht die entschiedene Haltung der Patientin auf. Sie überlässt der Schwiegermutter nun, da sie erkrankt ist, wieder einen Teil der Aufgaben. Sie verzichtet darauf, wegzuziehen. Hatte sie vorher das Gefühl der Stärke, die ihr Kraft für Veränderungen gab, ist sie jetzt durch die Krankheit so schwach und willenlos geworden, dass sie weder den Mann noch die Kinder und zuletzt auch die Schwiegermutter nicht mit ihren Änderungswünschen quälen kann. So hilft ihr die Hashimoto, in ihrem Unglück zu verharren.

Die Hashimoto bewirkt bei vielen Menschen, dass sie auf der Schattenseite des Lebens leben. Diese Metapher der Schattenseite der menschlichen Existenz existiert seit der Antike. Man hat z. B. einmal etwas im Leben dargestellt und jetzt erschrecken die anderen, weil man nur noch der Schatten dieses Bildes ist. Es ist das Bild der Rückseite eines Menschen. Der Mensch kann mit einer Münze, einer Medaille verglichen werden, auf deren Vorderseite das Sonnenlicht fällt, sie schimmert und glänzt, es ist die Sonnenseite. Und dann gibt es die zweite Seite der Medaille, die man auch die Mondseite nennt. Die Nacht mit ihrem gedämpften Licht und den vielen Schatten steht für die dunkle, emotionale Seite unserer Wesenhaftigkeit. Wir können die oberflächliche, helle, fröhliche, laute, aktive Seite unseres Wesens leben oder eben die zurückgezogene, widersprüchliche, passive, leidende, aber auch kreative, in allem nur fühlende.

Welche Seite unseres Wesens leben wir?

Sie bringt im wirklichen Leben nichts zustande, weil diese Schattenseite ganz andere Ansprüche an das Leben stellt. Es ist jener Teil von uns, den wir unbewusst nennen. Dieser Teil möchte beispielsweise ein Kind empfangen und austragen, während die Sonnenseite noch mit der Karriere beschäftigt ist. Irgendwann beginnen die Wechseljahre und es wird klar, dass es kein Kind mehr geben wird. Nun tritt die Schattenseite empört in den Vordergrund und zerstört alles, was das Werk der

Sonnenseite ausgemacht hat. Die Motivation für die Arbeit kann wegbrechen. Man nennt das Torschlusspanik, die in eine Midlife-Crisis mündet. Die Hashimoto mit ihren Auswirkungen kann eine Erklärung und Rechtfertigung dafür liefern, warum man sich im Leben plötzlich »gehen« lässt und an seiner Karriere nicht mehr interessiert ist. Launisch, pessimistisch, nicht mehr belastbar wird.

Auch die Schattenseite möchte geliebt werden und lieben, doch die Sonnenseite dominiert, möchte beherrschen und Macht ausüben. Der Mensch lebt im Beruf ganz in der Helligkeit.

Die Schattenseite möchte ebenfalls geliebt werden

Nachdem unsere Hormone in einem Bereich aktiv sind, der der Schattenseite zugeschlagen werden kann, ist es ganz klar, dass die Hashimoto eine Krankheit ist, die unsere Schattenseite befallen hat. Die Aufgabe der Heilung ist es, die emotionale Seite wieder zur Geltung kommen zu lassen und unseren Gefühlen nachzugehen. Wenn geheilt ist, was geheilt werden kann, bildet sich irgendwann einmal auch das Burn-out-Syndrom zurück, die Hashimoto kommt zur Ruhe und die Sonnenseite beginnt wieder zu glänzen. Wenn man die Hashimoto auf diese Art betrachtet, erkennt man sogleich, dass die MAK (s. S. 40) und TAK (s. S. 43) diese dunkle Seite aktivieren können, indem sie die Schilddrüse angreifen. Diese hat ja die Aufgabe, in uns Lebensfreude und Lebenskraft zu ermöglichen, aber sie tut noch weit mehr als das. Eine gesunde Schilddrüse erlaubt uns, uns zu entfalten, mit allen Anlagen, die in uns verborgen sind. Im Grunde genommen verpuppen wir uns in der Hashimoto wie eine Raupe, die zum Schmetterling werden könnte, und verbringen im schlimmsten Fall, wenn keine effektive Therapie erfolgt, unser Leben auch als Raupe. In einem Leben, das nur halb gelebt wird, eine Art Koma. Unsere Emotionalität, sofern sie überhaupt zutage tritt, ist dann unausgeglichen und schwach, unser Körper kraftlos und nicht so recht belastbar. Wir sind passiv, faul und wirken »dümmer«, als wir sind. Der Versuch des Arztes, uns durch die Gabe von L-Thyroxin aus diesem Elend herauszuholen, führt nicht so einfach zum Ziel. Eine Krankheit kann meist nicht geheilt werden, wenn man ihre Ursachen konsequent ignoriert, selbst wenn man Defizite medikamentös ausgleicht. Hiervon später mehr.

Der Blick der Schulmedizin auf die Krankheit sieht so aus, dass man von der Tatsache einer Autoimmunerkrankung ausgehend die gedankliche Verbindung zu anderen Autoimmunkrankheiten wie dem Diabetes mellitus vom Typ I sucht oder auch ein gehäuftes gemeinsames Auftreten anderer Krankheiten mit der Hashimoto wie dem Nebennierenrindenversagen (Morbus Addison), dem Nebenschilddrüsenversagen (Hypoparathyreoidismus), der angeborenen Glutenunverträglichkeit (Zöliakie) oder der Weißfleckenkrankheit (Vitiligo) zum Anlass nimmt, hier ein »Syndrom«, also eine eigenständige Krankheit, erkennen zu wollen. Das ist in der Praxis oft wenig hilfreich, denn ein Großteil der Menschen mit einer Hashimoto hat diese anderen Beschwerden oder Krankheiten nicht und wird durch solche Schilderungen eher verängstigt als Heilung erfahren.

Apropos Heilung: Auch die Hashimoto gilt den meisten Ärzten als unheilbar. Das ist aus meiner Perspektive ebenso schrecklich wie falsch. Ich habe im Laufe meiner zehnjährigen Tätigkeit in eigener Praxis Hunderte Fälle von Hashimoto gesehen und erfolgreich behandelt. In dieser Zeit ist es noch nie zu einer Selbstauflösung der Schilddrüse gekommen, was ja auch schon den schlimmsten Ausgang dieser Erkrankung bedeuten würde. »Unheilbar« suggeriert aber ohnehin weit mehr, nämlich dass eine Krankheit zum Tod führen wird. »Unheilbar« in diesem Sinn ist nebenbei bemerkt nicht nur ein unbehandelter Krebs, sondern auch das Leben an sich. Aber die Hashimoto führt nie zum Tod, selbst dann nicht, wenn man sie ignoriert und nie behandelt. Schon deshalb ist dieser Begriff unangebracht. Sollte einmal eine gravierende Schilddrüsenunterfunktion bei der Hashimoto auftreten, merkt man das schon. Man wird so schlapp, dass ohnehin der Arzt gerufen wird. Und dann bekommt man Schilddrüsentabletten und die Sache hat sich, selbst wenn die Feinabstimmung bei der Dosierung nicht ganz einfach ist. Und meiner Erfahrung nach kann eine gute und sanfte Behandlung der

Begründet Hoffnung auf Heilung

Hashimoto einen Großteil der Patientinnen heilen. Viele der Patientinnen, die ich kennenlernen durfte, wurden geheilt. Geheilt in dem Sinn, dass die Antikörper sich zurückgebildet haben und die Schilddrüse wieder normal funktioniert hat. Nach meinem Dafürhalten sind das Heilungen – und die Hashimoto wirklich heilbar und überhaupt keine Krankheit, über die man sich den Kopf zerbrechen muss. Es geht bei ihrer Behandlung für den Therapeuten eigentlich immer nur um die Frage: Wie kann ich es einrichten, dass die Leistungsfähigkeit der Schilddrüse und damit das Glücksgefühl, auf der Welt zu sein, im Menschen ausreichend vorhanden ist? Oder lassen sich diese sogar noch weiter steigern? Man kann diese Überlegungen vielleicht schon als Luxus ansehen, sie sind aber für das Wohlbefinden und Lebensglück der Betroffenen von entscheidender Bedeutung.

Lügt die Statistik?

Nach der Statistik sollen Frauen zwar häufiger als Männer an einer Hashimoto erkranken, aber eher im Verhältnis 2:1 bis 5:1. Diese Statistik überrascht mich. Ich habe öfters gehört, dass es Männer mit Hashimoto geben soll, in meiner Praxis aber nur sehr vereinzelt einen Mann erlebt, der an der Hashimoto erkrankt war. Dagegen sind Hunderte von Frauen mit Hashimoto bei mir zur Behandlung gewesen. Vielleicht liegt das daran, dass fast nur Frauen zu mir kommen, oder es ist einfach Zufall. Jedenfalls glaube ich, dass das Verhältnis eher bei 100:1 liegt oder dass Männer diese Krankheit einfach nicht behandeln lassen, weil sie – so wie das nur Männer können – den Ärzten auch wirklich glauben, dass sie unheilbar ist.

Mögliche Krankheitsursachen und -auslöser

In Fachbroschüren heißt es, dass die Erkrankung vererbt sein soll, weil es zu familiären Häufungen kommt. Hier kann man nur antworten: Es ist zwar ein genetischer Zusammenhang erkannt worden, doch die Forscher geben zu, dass der Ausbruch der Krankheit durch umweltbedingte Ereignisse hervorgerufen wird. Sie müssen also nicht weiter darüber nachgrübeln, ob Sie ein erhöhtes Krankheitsrisiko haben, sondern sich eher fragen: Wie kann ich versuchen, ein ausgeglichenes, erfülltes Leben zu führen? Bei den

Umbruchsituationen, bei denen sich mitunter eine Hashimoto ausbildet, stehen an erster Stelle, wie beim Basedow, hormonelle Umstellungen – in der Pubertät, in der Schwangerschaft oder beim Beginn der Wechseljahre, wie sie ja vor allem Frauen erleben. Zwar spiegelt der Mann viele Befindlichkeiten während der Schwangerschaft oder danach wider und hat auch eine Phase der Wechseljahre, doch das ist alles bei Männern weit weniger einschneidend als bei Frauen. Im Ausnahmefall soll auch eine Stresssituation einen Hashimoto-Schub auslösen können.

Es wird zusätzlich viel über andere Ursachen diskutiert, ohne dass sich feststellen lässt, wie stark es sich dabei um Spekulationen handelt. **Diskussion über Krankheitsursachen**
Manche nennen Virusinfektionen. Wir machen ja im Laufe der Jahre viele davon durch und haben auch jede Menge unbewältigter Virusinfektionen wie beispielsweise Herpes. Aber sehr gefährlich zu sein scheint das nicht. Die meisten sprechen bei den möglichen Ursachen der Hashimoto auch von der Verabreichung hoher Joddosen als Auslöser – wie beim Morbus Basedow. Hier gibt es jede Menge Selbsthilfegruppen und Aktivisten, die darauf hinweisen, dass die in den letzten Jahrzehnten durchgeführte Zwangsjodierung über Futtermittel für Tiere, aber auch von Nahrungsmitteln direkt für diesen Anstieg der Hashimoto-Erkrankung verantwortlich sein könnte. Letztendlich meinen einige, dass die Strahlenbelastung durch den Super-GAU von Tschernobyl im Jahr 1986 zu einer Verstrahlung vieler Schilddrüsen geführt haben könnte. Dabei sind auch große Mengen von radioaktivem Jod freigeworden, die auch heute noch in der Nahrungsmittelkette aktiv sind und tagtäglich in den Menschen ein-

geschleust werden, nebst anderen Isotopen mit längerer Halb-
wertszeit, die die Schilddrüse fälschlich als »Jod« erkennt und
nutzen möchte. Aber auch bei diesen möglichen Ursachen ist
nichts wirklich bewiesen.

Seelische Ursachen

Schauen wir uns noch einmal die hormonellen Umbruchsituationen bei Frauen an, mit besonderem Augenmerk auf mögliche seelische Ursachen einer Hashimoto-Erkrankung – jenseits der
Erwägungen der Schulmedizin. Wir haben ja gehört, dass hormonelle Umbruchsituationen zu einer Ersterkrankung führen können.
Diese sind die drei Stadien im Leben einer Frau: die Pubertät, in der
sie aus einem Kind zur Frau heranwächst und sich das erste Mal
auch dem Ansturm der Hormone ausgesetzt sieht. Als Nächstes
die Schwangerschaft, die einen starken Wechsel der Emotionen
zur Folge hat. Vorher mag die Liebe zum Mann vorgeherrscht
haben, nun tritt aber die Notwendigkeit auf, einen Großteil der
seelischen Kraft dem Kind zuzuwenden. Hier kann es zu einer Konfliktsituation kommen, vor allem, wenn sich der Partner abwendet
und auf der Suche nach grüneren Weiden eine Affäre mit einer anderen Frau beginnt. Oder wenn sich die Frau einer dauernden Ei-
fersuchtsituation ausgesetzt fühlt und den Eindruck hat, zu einer
Entscheidung zwischen Partner oder Kind gezwungen zu werden.
Und drittens sind die Wechseljahre, in denen die Frau ihre fruchtbaren Jahre abschließt, eine hormonelle Umbruchsituation. Die
Wechseljahre können für eine Frau, die noch nie ein Kind geboren
hat, eine dramatische Phase darstellen, da das Selbstwertgefühl

und die Selbstdefinition als Frau oft mit der Mutterrolle in Verbindung gebracht werden. Aber auch die Beziehung zum Partner ändert sich häufig. Hat man sich vorher womöglich vor allem über die Sexualität miteinander verbunden, müssen nun andere gemeinsame Interessen ins Spiel kommen. Auch die Eifersuchtssituation erlebt eine Neuauflage: Diesmal ist es der Reiz, den jüngere Frauen auf den Partner ausüben, während er seine Midlife-Crisis durchmacht, der nicht selten zu einem Kampf um die Ehe führt. Diese Beispiele lassen sich so interpretieren, dass die Schilddrüse, die über hormonelle Vorgänge vor allem der Geschlechtsorgane wacht, hier gefordert und überfordert sein kann, aber auch auf eine Kränkung der Frau in ihrem Frausein mit Funktionsstörungen reagiert. Sie müssen also nicht befürchten, dass der naturgemäße Ablauf einer Schwangerschaft eine Hashimoto auslöst. Es ist nicht die Tatsache, dass es bei einer Schwangerschaft drastische Änderungen im Hormonfluss geben kann, die eine Schilddrüsenentzündung hervorruft, sondern es sind Beziehungskonflikte, die

Die Schwangerschaft an sich löst keine Hashimoto aus

einer Frau das Gefühl geben können, mal mehr leisten zu müssen, dann aber auch wieder emotionaler, schöner und begehrenswerter sein zu müssen, um nicht gegen eine andere zu verlieren. Die Hashimoto tritt dann in vielen Fällen als Enttäuschungsreaktion auf, als Manifestation des Bewusstseins, diesen Kampf verloren zu haben. Im Bewusstsein der Niederlage tritt eine Verkrampfung im Bereich des Hals-Chakra (s. S. 159) ein, die Durchblutung wird gedrosselt, das Gewebe stirbt davon teilweise ab und legt den Boden dafür, dass Autoantikörper entstehen. Denn die Schilddrüse ist von nun an dem Körper so fremd, als ob sie nicht mehr zu ihm gehörte.

Frühsymptome, Spätsymptome

In der ersten Phase der Hashimoto neigen Menschen zu Schild-drüsenüberfunktionsbeschwerden. Im Laufe der Jahre können diese dann Schilddrüsenunterfunktionsbeschwerden Platz machen. Das heißt, dass anfänglich eher über Folgendes geklagt wird:

Frühsymptome

Nervosität · Reizbarkeit · Rastlosigkeit · Zittern der Hände · Schlafstörungen · Schwitzen · Herzklopfen · Herzrasen · Herzrhythmusstörungen · feuchtwarme Haut · Heißhunger · Durst · Gewichtsverlust trotz guten Appetits · Störungen des Menstruationszyklus

Später können die eben genannten Symptome ins Gegenteil umschlagen und außerdem mit Empfindungsstörungen im Bereich des Halses aufgrund der lokalen Reizung durch die Entzündung einhergehen.
So wie es sehr viele und unterschiedliche Frühsymptome gibt, gibt es auch die verschiedensten Spätsymptome.

Spätsymptome

Niedrige Körpertemperatur · erhöhte Kälteempfindlichkeit · Ödeme (Schwellungen durch Wassereinlagerungen, besonders an Lidern, Gesicht, Extremitäten) · Kloß im Hals · Druckgefühl am oder im Hals · Strangulationsgefühl · häufiges Räuspern und Hüsteln · heisere oder belegte Stimme · depressive Verstimmung · Motivationslosigkeit · Antriebslosigkeit · Muskelschwäche · Muskelverhärtungen · trockene, rissige Haut · Juckreiz · trockene Schleimhäute · brüchige Haare und Fingernägel · Haarausfall · schnelle und starke Gewichtszunahme · Übelkeit · Verdauungsstörungen · Wachstumsstörungen, Herzvergrößerung · verlangsamter Herzschlag · verringerte Libido · Zyklusstörungen · Augenbeschwerden · Gelenkschmerzen · Konzentrations- und Gedächtnisstörungen · Müdigkeit

In ganz seltenen Fällen findet sich außerdem die *Hashimoto-Enzephalopathie*, eine Erkrankung des Gehirns mit Krampfanfällen, Halluzinationen und psychiatrischen Auffälligkeiten.

Das ist eine lange Liste von Symptomen, die außerdem vieles enthält, woran jeder von uns mehr oder weniger leidet, zumindest die aktiven unter uns, und das aufgrund sehr verschiedener Ursachen. Nehmen Sie beispielsweise Menschen, die rauchen. Nur wenige von ihnen haben keine Beschwerden der Atemwege und im Hals, und das ganz ohne Hashimoto. Deshalb ist es so wichtig, sich auf das Wesentliche zu konzentrieren, den Kern der Krankheit. Im Frühstadium leidet man an einem Überschuss an Hitze und Feuchtigkeit im Körper und im Spätstadium an einem Mangel an beidem.

Beschwerden sind real und wer sie hat, würde sie gerne loswerden. Manche Therapeuten aber, die sich Beschwerden anhören müssen, haben ein anderes Interesse: Sie würden gerne die Menschen loswerden, die Beschwerden haben. Weil es für sie unerquicklich ist, einer langen Liste von Symptomen zuzuhören, aber auch, weil diese so schwer einzuordnen sind. Deshalb wird Laborwerten ja auch im Alltag so große Bedeutung beigemessen. Der Arzt glaubt, dass er sehr gut sagen kann, wie es Ihnen geht, wenn er die Schilddrüsenwerte und die Antikörperspiegel sieht, und dass er sich damit auch ein längeres Gespräch mit Ihnen ersparen kann. Der Zusammenhang zwischen klinischen Werten und Krankheitsausprägung ist allerdings nicht so hoch, wie es wünschenswert wäre. Man muss sich schon die Mühe machen, sich über beides zu informieren. Es gibt viele Fälle, bei denen man schon eindeutige Anzeichen einer Schilddrüsenunterfunktion hat, die Laborwerte aber noch normal sind. Weil das so ist, halte ich wenig davon, das $fT3$ und $fT4$ (s. S. 132) im Blut zu bestimmen und zu überprüfen,

Nicht nötig: Durchschnittliche Schilddrüsenwerte

wo es in Bezug auf die Normwerte liegt. Die »Normwerte« eines Menschen entstehen daraus, dass man bei einer bestimmten Anzahl von Probanden Werte misst und dann nach einer mathematischen Kurve die durchschnittlichen für normal erklärt. Es wäre fatal, wenn Sie nun als Hashimoto-Kranke versuchen würden, durch Therapieanstrengungen möglichst dorthin zu kommen, dass Sie durchschnittliche Schilddrüsenwerte erzielen, wie das ein bekannter Schilddrüsenratgeber zum Thema auch nahelegt. In meinen Augen ist das »Laborwertefetischismus«. Es kann nicht angehen, dass wir zuerst mathematisch die Menschheit normieren und dann noch verlangen, dass Kranke eine Norm erreichen, die selbst bei Gesunden nicht existiert – weil sie eben nur mathematisch errechnet ist. So gesehen ist es völlig okay, wenn Sie als

Hashimoto-Kranke mit Ihren Schilddrüsenwerten mal im oberen oder unteren Normbereich landen – sofern Sie sich dabei gut fühlen. Wie es Ihnen geht, ist nämlich viel wichtiger als alles andere und auch wichtiger als Laborwerte.

Das Labor

Zur Diagnosestellung einer Hashimoto braucht man Folgendes:

- den Nachweis, dass MAK (s. S. 40) und TAK (s. S. 43) erhöht sind, TRAK (s. S. 27) aber negativ;
- fT3, fT4 (s. S. 132) und TSH (s. S. 134), die Schilddrüsenwerte, um sich einen Überblick zu verschaffen, wie viele Hormone von der Schilddrüse selbst produziert werden;
- einen Ultraschall der Schilddrüse, bei dem sich eine »unruhige« Gewebsstruktur der Schilddrüse zeigt mit dunklen, »echoarmen« Regionen, die durch das bei einer Entzündung entstehende Gewebswasser hervorgerufen werden;
- wenn Zweifel bestehen, dass es sich um einen Basedow oder eine Hashimoto handelt, ein Szintigramm, bei dem der Basedow eine sehr hohe und die Hashimoto eine sehr niedrige Aktivität der Schilddrüsenzellen anzeigt;
- wenn Zweifel über die Gutartigkeit von Knoten bestehen, wird eine Punktion der Schilddrüse durchgeführt, bei der man mit einer Nadel in die Schilddrüse hineinsticht, das Gewebe auf einen Objektträger schmiert, mit Farblösungen präpariert und unter dem Mikroskop ansieht. In der Histologie, wie man das

nennt, erkennt man bei einer Hashimoto die zahlreichen kleinen blauen Kügelchen der Lymphozyten, mit denen das Gewebe durchtränkt ist.

Die T3- und T4-Prozentrechnung

Keinen Labor-
fetischismus betreiben
Ich habe geschrieben, dass man keinen Labor-
fetischismus betreiben soll. Die prozentuale Bestimmung von Schilddrüsenhormonen im Blut
hat aber eine gewisse Bedeutung in Bezug auf Normwerte, und
zwar in allen Fällen, in denen keine Antikörper nachgewiesen werden können. Es handelt sich hier um Ausnahmen, denn über 90
Prozent der Hashimoto-Kranken haben Antikörper. Wo sie fehlen,
kann im Grunde genommen nur eine Punktion der Schilddrüse die
Krankheit nachweisen. Einen Hinweis darauf geben kann aber eine
Berechnung der »Prozentzahlen« an freiem T3 und T4 im Blut.
Das freie T3 im Blut liegt zwischen 3,8 und 8,0 ng/l und das freie
T4 zwischen 0,8 und 1,8 ng/dl.
100 Prozent T3 sind 8 ng/l = oberer Normwert
0 Prozent T3 sind 3,8 ng/l = unterer Normwert
100 Prozent T4 sind 1,8 ng/l
0 Prozent T4 sind 0,8 ng/l

Die Formel zur Berechnung Ihres individuellen Prozentwerts an
fT3 lautet:

$$\frac{(\text{Ihr Laborwert} - \text{unterer Normbereich}) \cdot 100}{\text{oberer Normbereich} - \text{unterer Normbereich}}$$

(Ihr Laborwert minus unterer Normbereich mal 100, geteilt durch oberer Normbereich minus unterer Normbereich)

Beispiel: Sie haben einen Wert von fT3 5,0. Nach der Formel sind das (5,0 – 3,8) · 100 : (8,0 – 3,8)= 28,6 Prozent.
Ein fT3 von 7,8 wären dann 95,2 Prozent. Das sind Berechnungen, die in Arztpraxen angestellt und mit denen die Patienten konfrontiert werden.

Was für einen Sinn aber haben diese »Prozentzahlen«? Auf den ersten Blick eher keinen. Denn die Normbereiche sind ja dadurch entstanden, dass man Werte der Durchschnittsbevölkerung genommen und dokumentiert hat. Menschen, die »0 Prozent« fT3 aufwiesen, waren nicht krank, sondern eben Teil einer Norm, die nach der gaußschen Kurve eben Ausschläge nach oben und nach unten zeigt. Wer hier »100 Prozent« aufweist, ist deshalb nicht eigentlich »gut«, sondern genauso »extrem«. Allerdings sind in den letzten Jahren Studien aufgetaucht, in denen sich gezeigt hat, dass Menschen, die mit L-Thyroxin behandelt wurden, sich wohler fühlten, wenn sie nach dieser Rechnung über 50 Prozent lagen. Manche Ärzte richten sich bei der Verordnung von L-Thyroxin nach diesen Werten, ignorieren dabei aber, dass sie mit ihrer Therapie Verhältnisse herstellen, die nicht natürlich sind.
Die Bedeutung der Prozentzahlen liegen aus meiner Sicht woanders. Es gibt Menschen, die niedrige fT3-Werte oder fT4-Werte aufweisen und trotzdem ein »normales« TSH aufweisen. Sie sind also relativ karg mit Schilddrüsenhormonen ausgestattet, das Gehirn aber rea-

giert nicht darauf, wodurch diese Mangelversorgung des Körpers nicht behoben wird. Dieser Zustand findet sich bei Hashimoto häufiger als sonst und wenn man diese Konstellation findet, wird man eher einmal eine Schilddrüsenpunktion mit Verdacht auf Hashimoto vornehmen, selbst wenn die Antikörper nicht angestiegen sind. Die Prozentrechnung hilft hier also bei der Diagnosefindung und hat im Laufe der Jahre immer wieder einmal eine Hashimoto-Diagnose ermöglicht, die sonst wohl nicht erfolgt wäre.

Prozentrechnung unterstützt die Diagnosefindung

Die Bedeutung von TSH

Wie zufrieden der Körper mit der Schilddrüseneinstellung ist, können Sie prinzipiell vom TSH (Thyreoidea-stimulierendes Hormon) ablesen, ein Wert, der bei Überfunktion erniedrigt ist und beim Basedow auf null geht. Bei der Hashimoto werden Sie in der Frühphase vielleicht noch nichts davon merken. Je schwächer aber die Schilddrüse arbeitet, desto stärker steigt das TSH an als Versuch des Körpers, die Hormonproduktion anzuheizen. An dieser Stelle haken die Pharmakonzerne ein und fordern Ärzte zunehmend auf, möglichst früh einen TSH-Anstieg mit der Gabe von L-Thyroxin zu beantworten.

Hier wollen wir uns nicht irre machen lassen. Es gibt nämlich durchaus ehrenwerte Versuche einer Schilddrüse, bei innerer Unruhe oder Ängsten durch eine Senkung der T3- und T4-Werte – sichtbar durch eine leichte Erhöhung des TSH – ausgleichend zu wirken. Sie werden also durch Ängste hektisch und die Schilddrüse nimmt das wahr und schaltet ihre Hormonproduktion zurück. Das ist eine gute Sache, ein Zeichen, dass unsere Körperorgane manchmal unser bester Freund sein können.

Ich habe zwei Patientinnen in meiner Betreuung, die früher einmal aufgrund eines autonomen Adenoms der Schilddrüse, also eines Knotens, der zu viel Hormon produziert hat, eine Radiojodtherapie über sich haben ergehen lassen. Nach dem Eingriff stieg ihr TSH an und wurde von den behandelnden Ärzten als Zeichen interpretiert, dass sie nun in eine Unterfunktion rutschen würden. Also verordneten sie L-Thyroxin in immer weiter steigender Dosis. Die Patientinnen hatten wieder die Ängste, an denen sie vor der Radiojodtherapie gelitten hatten und entwickelten einen Bluthochdruck, der dann mit Betablockern und Beruhigungsmitteln behandelt wurde. Als ich wegen des Bluthochdrucks die internistische Therapie begann, war mein Vorschlag, alles abzusetzen: Euthyrox, Betablocker und Beruhigungsmittel. Mit dem Argument, dass eines das andere bekämpfen würde. Gesagt, getan. Und siehe da: In beiden Fällen wurden die Patientinnen beschwerdefrei – allerdings in beiden Fällen erst bei TSH-Werten zwischen 5 und 10 mU/l. Das sind Werte, die heute schon als erhöht gelten, da man den oberen Normwert sogar von 4 auf 2,5 mU/l gesenkt hat.

Es gibt jede Menge »L-Thyroxin-Fanatiker« unter den Ärzten, die mit der Verschreibung von L-Thyroxin an Werten um 1 mU/l basteln und dabei Angstsyndrome bei ihren Patientinnen in Kauf nehmen. Ich tue das nicht und freue mich über ausgeglichene Menschen bei TSH-Werten bis 10 mU/l.

Die Schilddrüsenhormon-substitution

In schweren Fällen der Hashimoto-Erkrankung landen Sie in der Unterfunktion. In dieser Phase brauchen Sie Schilddrüsenhormone und müssen diese in Form einer Arznei zuführen. Im Regelfall bekommen Sie dann L-Thyroxin, bekannt auch als T4, das zum Teil schon den Jodeinbau in die Zellen bewirken kann und zum Teil im Körper in das noch aktivere T3 umgewandelt werden muss, das es aber auch als Tablette gibt.

Auch feste Kombinationen dieser beiden Hormone sind für den Fall vorgesehen, dass ein Hormon nicht ausreicht. Dann gibt es Kombipräparate des T4 mit T3 oder mit Jod für Fälle, in denen man nur einen Teil der Schilddrüsenfunktion ersetzen (= substituieren), aber auch mineralisches Jod zuführen möchte als Baustoff für die Schilddrüse.

Eine reizvolle Therapie besteht darin, möglichst natürliche Stoffmischungen bei der Substitutionsbehandlung einzusetzen. Früher gab es hier das Produkt »Thyreogland«, ein Pulver, das aus Rinderschilddrüsen hergestellt wurde, die in Schlachthöfen anfielen. Seit der BSE-Krise gewinnt man Schilddrüsenextrakt von Schweinen. Bei der Dosierung kann es Schwierigkeiten geben, weil man nicht genau vorhersagen kann, wie biologisch aktiv sich der Extrakt erweisen wird. Und weil Menschen keine Schweine sind und Schweine eine andere Hormonmischung bilden. Schweineschilddrüsen weisen einen weit höheren T3-Gehalt auf, als das beim Menschen üblich ist. Problematisch muss das allerdings nicht sein, es wirkt sogar eher stimulierend, soweit ich das beobachten konnte.

Diese natürliche und traditionelle Heilweise, Schilddrüsenextrakt von Tieren zur Behandlung erkrankter Schilddrüsen von Menschen einzusetzen, wird in Deutschland vor allem von der Klösterl-Apotheke (www.kloesterl-apotheke.de) in München hochgehalten.

Auf Rezepten für die Klösterl-Apotheke sollte bei einer gewünschten Stärke von 50 mcg L-Thyroxin Folgendes stehen:

Rp. Extr. gland. thyreoideae sicc. mit 50 mcg T4, l-Tyrosin q.s., mfcaps, PZN: 9999011

Nach Einstufung des Apothekers sind 50 µg L-Thyroxin in ihrer Wirkung etwa doppelt so stark wie 50 µg L-Thyroxin synthetischer Herkunft. Diese Einschätzung mag in der Theorie zutreffen. In der Praxis entscheidet aber, was der Patient empfindet, wenn er Schilddrüsenextrakt kommt. Ich neige dazu, dieses in der Stärke etwas tiefer anzulegen als die schon gewohnte Menge an L-Thyroxin, und passe die Dosis danach nach meiner Erfahrung und nach Instinkt an das Individuum an.

In letzter Zeit hat sich noch eine weitere Apotheke mit der Herstellung biologischer Hormonpräparate beschäftigt, die Receptura-Apotheke (www.receptura.de) in Frankfurt am Main.

Auf dem Rezept sollte hier bei einer gewünschten Stärke von 50 µg L-Thyroxin Folgendes stehen: Thyroid-Hormonkapseln, Schilddrüsenextrakt vom Schwein (USP) 32,4 mg = $^1/_2$ grain, Levothyroxin (T4) 19 µg, Liothyronin (T3) 4,5 µg, Olivenöl.

In Amerika gibt es »Armour Thyroid®«, eine Verbindung von Schilddrüsenextrakt mit den Hilfsstoffen Calciumstearat, Dextrose, microkristalline Cellulose, Stärke-Natrium-Glycolat und Opadrywhite. Diese Arznei hat sich in mehreren Studien synthetisch hergestellten Schilddrüsenhormonpräparaten in Bezug auf die Dosierung als zumindest gleichwertig erwiesen. Sie ist weit besser verträglich und hat auch den Vorteil, zusätzlich zu den Hormonen noch andere Inhaltsstoffe der Schilddrüse aufzuweisen und anzubieten, die ja bei der Hashimoto aufgrund der Entzündung des Gewebes häufig verloren gegangen

Ganzheitliche Behandlung mit Schilddrüsenextrakt sind. Der erste Schritt, Ihre Hashimoto mit Schilddrüsenextrakt zu behandeln, ist auch einer in Richtung Ausheilung der Krankheit, weil der Schilddrüse eine ganzheitliche Substitution mit etlichen zusätzlichen Inhaltsstoffen angeboten wird, an denen es ihr vielleicht aufgrund der Krankheit mangelt. Diese Therapie, ein krankes Organ dadurch zu heilen, dass man es mit einem gesunden Organ eines anderen Lebewesens konfrontiert, gibt es schon seit dem Altertum. Den Griechen galt sie als »Organotherapie«, aber auch die Kelten und Germanen waren der Ansicht, dass man beispielsweise bei Blutarmut das Blut von Tieren trinken soll und dass ein starkes Tier wie der Bär auch dem Gesunden Kraft verleiht, indem es sein Blut auffrischt. Man kann darüber lächeln, aber gewirkt hat es.

Wenn man sich für eine Therapie mit Schilddrüsenextrakt entscheidet, kann man auch schon gleichzeitig einen ersten Schritt in Richtung Homöopathie gehen. Schilddrüsenextrakt vom Kalb oder vom Schaf wird in einer homöopathischen Arznei mit dem Namen »Thyreoidinum« angeboten. Wenn Sie hier zusätzlich zur Hormonsubstitution mit Schilddrüsenextrakt auch 5 Kügelchen in der Potenz D12 täglich einnehmen, regen Sie auf einer energetischen Ebene die Neubildung von Schilddrüsenzellen an. Dadurch kann eine bei Hashimoto verkleinerte Schilddrüse wieder wachsen und an hormonbildender Kraft zunehmen.

Schilddrüsenextrakt

Glandulae thyreoideae siccatae, gefriergetrocknete Schilddrüse vom Schwein. Lieferbar ist sie von der Klösterl-Apotheke in München (s. S. 137) oder aus den USA unter dem Begriff Armour-Thyroid®. Schilddrüsenextrakte enthalten neben T3 und T4 auch noch Thyreoglobulin, selenhaltige Enzyme, Aminosäuren, Hormonvorstoffe und anderes.

Schilddrüsenhormontabletten

Weiter unten werde ich zahlreiche Schilddrüsenhormontabletten vorstellen. Aber egal, mit welchen Hormontabletten ein Therapeut dann eigentlich bei der Substitutionsbehandlung arbeitet: Es geht dabei immer um die Frage, wie man durch den Ersatz von Schilddrüsenhormonen einen so guten Ausgleich bewerkstelligen kann, dass die Patientinnen – zumindest von der Schilddrüsensituation her – ein glückliches und beschwerdefreies Leben führen können. Dieses Ziel ist nicht ganz leicht zu erreichen, da der Tagesbedarf stark schwanken kann und meist mehrere Anpassungsstufen notwendig sind. Durchschnittlich braucht ein Mensch ungefähr

100 μg L-Thyroxin am Tag, aber das ist nur eine grobe Richtschnur. In manchen Fällen geht dieser Bedarf bis auf 300 μg hoch. Wenn Sie Schilddrüsenhormontabletten nüchtern einnehmen und danach ein paar Stunden lang nichts essen, schaffen Sie Idealbedingungen für die Aufnahme der Tabletten, denn ein Großteil von dem, was Sie schlucken, kann auch von den Schleimhäuten in Mund, Speiseröhre, Magen oder Darm aufgenommen werden. Wenn Sie dagegen eine Schilddrüsentablette hinunterschlucken und dazu ein Glas Milch trinken, werden Sie daraus wahrscheinlich gar kein Hormon für den Eigengebrauch gewinnen, da es sich im Fett der Milch löst und ans Eiweiß gebunden wird und damit längst durch den Verdauungsprozess verloren gegangen ist, bevor es die Blutbahn erreicht hat. Denken Sie daran, dass L-Thyroxin im Wesentlichen eine Aminosäurenformation ist. Da Eiweiße aus Aminosäuren bestehen, geht eine Aminosäure sehr schnell in einem Eiweißmantel unter.

Schilddrüsenhormontabletten

Liothyronin (Trijodthyronin, T3)
Cynomel, Cytomel t3, Thybon, Thyrotardin

Levothyroxin (L-Thyroxin, T4)
Berithyrox, Euthyrox, L-Thyrox, L-Thyroxin beta, L-Thyroxin CT, L-Thyroxin Henning, L-Thyroxin ratiopharm

Kombipräparate
Jodthyrox: Kombiniert 100 μg Levothyroxin mit 100 μg Jod

Ähnliche Präparate:
L-Thyroxin Jod 100/100, L-Thyroxin-Jod beta 100, L-Thyrox Jod Hexal, Thyranojod

Novothyral: Kombiniert 75 µg Levothyroxin mit 15 µg Liothyronin
bzw. 100 µg Levothyroxin mit 20 µg Liothyronin

Prothyrid: Kombiniert 100 µg Levothyroxin mit 10 µg Liothyronin

Wie hoch das Schilddrüsenhormon dosiert wird, mache ich nicht von Prozentrechnungen abhängig, sondern vom Befinden der Behandelten. Je aktiver sie werden und je wohler sie sich fühlen, desto besser. Es ist immer eine gute Idee, den individuellen Bedarf durch einen Test zu bestimmen. Man beginnt beispielsweise mit 25-µg L-Thyroxin und erhöht die Dosis alle zwei Wochen in 25-µg-Schritten, bis Herzklopfen, Unruhe oder Nervosität auftreten. Dann hat man ein gutes Maß für den wahren Bedarf. Bei der Hashimoto ist es bei manchen Patienten so, dass schon die Gabe von 25 µg als unangenehm empfunden wird. Hier liegt eine Regulationsstarre der Schilddrüse vor. Sie produziert unter großer Anstrengung gerade ausreichend Hormone für den Körper, kann aber nicht zurückschalten, wenn L-Thyroxin zusätzlich als Medikament zugeführt wird. Für diese Fälle scheidet die Substitutionsbehandlung mit Hormontabletten aus. Hier gilt es, mit der Gabe homöopathischer jodhaltiger Arzneien den Körper ausreichend mit Jod zu versorgen.

Eine andere Variante wäre auch hier die Gabe von Schilddrüsenextrakt anstelle von Hormontabletten. Es wird erfahrungsgemäß
von Patientinnen mit einer Regulationsstarre der Schilddrüse weit
besser vertragen. Ich behandle gern mit Schilddrüsenextrakt und
komme damit auch gut zurecht, selbst wenn ein T3-Überschuss zu
Beginn der Behandlung mitunter bei Patientinnen Herzklopfen und
Unruhe auslösen kann als Ausdruck einer momentanen »Überdosierung«. Nach wenigen Tagen spielt sich aber die Sache in der Regel
ein und der hohe T3-Anteil führt dann zu einer stärkeren Belebung
des Menschen als bei synthetischen Kombipräparaten mit L-Thyroxin. Außerdem glaube ich, dass durch die zahlreichen weiteren Inhaltsstoffe einer gesunden Schilddrüse, die man über das Schwein

**Wirksamkeit der
Hormone erhöhen**
geliefert bekommt, auch die Wirksamkeit der
Hormone im Körper von Hashimoto-Kranken
verbessert werden kann. Man kennt ähnliche
Phänomene bei der Behandlung von Depressionen mit Johannis-
kraut. Anfänglich hat man versucht, wichtige Inhaltsstoffe heraus-
zufiltern und hoch dosiert mit ihnen zu behandeln, bis man
letztendlich herausgefunden hat, dass die natürliche Stoffmischung
der Pflanze durch nichts ersetzt werden kann. Ähnlich physiologisch,
natürlich und überzeugend ist die Wirkung von Schilddrüsenextrakt.

Ich belasse es aber nicht bei dieser Behandlung, sondern versuche
außerdem durch die Gabe von Thyreoidinum – energetisiertem
Jod in Form von Schüßler-Salzen – oder Homöopathie mit jodrei-
chen Pflanzen wie Spongia die Verteilung von Jod im Körper zu
optimieren. Das werde ich später noch genauer ausführen – zuvor
haben wir eine prinzipielle Frage zu klären: Wie viel Jod verträgt
der Körper eines Hashimoto-Kranken überhaupt?

Maßvolle Jodzufuhr

Eines der ersten Dinge, die Sie hören, wenn Sie einen Arzt über die Jodaufnahme bei Hashimoto fragen, ist: »Bloß nicht. Bloß kein Jod, das kann einen Schub auslösen.« Ob diese Aussage nun stimmt oder nicht, kann ich Ihnen nicht abschließend sagen. Mir ist keine Studie bekannt, deren Ergebnis diese Warnung rechtfertigt. Es scheint sich eher um einen persönlichen Eindruck zu handeln, den manche Therapeuten gewonnen haben. Ich habe diese Beobachtung allerdings nicht gemacht und habe deshalb große Zweifel daran, dass Jod schädlich sein soll. Diese Skepsis lässt sich auch begründen. Wenn man die These aufstellen will: »Jod schadet bei Hashimoto«, findet man rasch alle möglichen Gegenargumente. Das schwerwiegendste davon lautet: Wenn Jod wirklich schaden soll, warum ist dann die wichtigste Therapie der Schulmedizin bei Hashimoto die Gabe von Jod? Und nicht nur eine Gabe von mineralischem Jod, wohlgemerkt, das der Körper an sich ja noch nicht »versteht«, sondern von Jod in Form des Schilddrüsenhormons, das sofort in jede Zelle des Körpers eindringen kann. Eine Therapie, die vor Jod warnt und dann Jod verabreicht, ist für mich einfach nicht glaubwürdig.

Ein weiterer Einwand: Wenn die Hashimoto vor allem eine Unterversorgung des Körpers mit Schilddrüsenhormonen zur Folge hat und die Mehrzahl der Beschwerden darauf zurückzuführen ist, dass dem Körper Jod fehlt, dann muss man doch Jod zuführen, oder? Entweder als fertiges Schilddrüsenhormon oder als seine Vorstufe oder zumindest als mineralisches Jod mit der Nahrung. Denn ohne Jod kann kein Mensch leben.

Ich denke, dass es zwei Gründe dafür gibt, warum dieses klischeehafte Jodverbot bei Hashimoto entstanden ist. Der erste ist der, dass man die Krankheit lange mit dem Basedow in eine Schublade gesteckt hat und Jod bei Basedow im aktiven Zustand der Krankheit zweifellos äußerst schädlich sein kann. Der Grund dafür: TRAK (s. S. 26) drehen die Schilddrüsenhormonproduktion bei Basedow auf maximal und jedes Atom Jod, das der Körper aufnimmt, wird deshalb automatisch für die Nutzung durch den Körper aktiviert. Diese TRAK fehlen beim Hashimoto und deshalb fällt auch dieser Wirkmechanismus weg ... weshalb auch die Angst vor Jod wegfallen muss.

Jod zuführen, die Hormonproduktion anregen Die Hashimoto hat ja im Grunde genommen nur ein wirkliches Problem: Die Autoantikörper MAK und TAK zerstören die Schilddrüsenzellen und die Schilddrüsenhormonvorstufen und entziehen dem Körper dadurch Jod. Dieses Problem kann man nur behandeln, indem man Jod zuführt und die Schilddrüsenhormonproduktion anregt. Heute weiß man das, man muss dieses Wissen nur noch umsetzen und wird dann einen anderen Blick auf Jod und Hashimoto gewinnen.

Der zweite Grund für das klischeehafte Jodverbot birgt ein Körnchen Wahrheit. Im Hashimoto-Schub geht viel Schilddrüsengewebe kaputt und jede Menge gespeichertes Hormon wird frei, geht über ins Blut und ruft Beschwerden hervor, die mit einer Schilddrüsenüberfunktion in Verbindung gebracht werden können – obwohl es eigentlich keine Überfunktion ist, weil die Schilddrüse ja eher unter Soll arbeitet. Aber die Speicher werden geleert, weil die Speicherwände durch die Entzündung große Lücken bekommen haben, durch die Schilddrüsenhormon in den Körper getragen werden kann. In dieser Phase ist es günstig, dem Körper Jod vorzuenthalten, bis diese Überreaktion abgeklungen ist. Das gilt aber nicht nur für das Jod in der Nahrung, sondern natürlich ebenso für das Schilddrüsenhormon, das L-Thyroxin, das die Ärzte sehr gerne verschreiben ... und sich dann darüber ärgern, wenn Patientinnen behaupten, das sei ihnen überhaupt nicht gut bekommen. Hier findet man den häufigsten Fehler bei der Hashimoto-Behandlung: Die Diagnose ist gerade gestellt worden, der Arzt hat keine Erfahrung und bei einer Fortbildung nur gehört, dass man L-Thyroxin verabreichen soll – was er dann auch tut. Die Patientin ist aber oft da, weil sie sich nervös fühlt und ängstlich und über Überfunktionsbeschwerden klagt. Kaum hat sie L-Thyroxin eingenommen – und viele Ärzte geben schon anfänglich eine relativ hohe Dosis von 100 µg – merkt die Patientin, dass die Ängste sich zu einer Panikattacke auswachsen und dass sie das Gefühl hat, sterben zu müssen. Diese sehr unangenehme Erfahrung kann man der Patientin ersparen, indem man die Gabe von L-Thyroxin für Fälle reserviert, in denen Unterfunktionssymptome vorliegen.

Fehler bei der Hashimoto-Behandlung

Der Arzt verfolgt sehr häufig ein einfaches gedankliches Schema:
Hashimoto → Unterfunktion → L-Thyroxin = alles gut

In Wirklichkeit sieht das Schema so aus:
Hashimoto → Unterfunktion → Krankheitsschub → zu viel körpereigenes L-Thyroxin → noch mehr L-Thyroxin als Tablette = alles schlecht

So entstehen dann Missverständnisse zwischen Arzt und Patient. Er glaubt, der Patient wolle alles mies machen, was er tut, obwohl er im Recht ist. Und der Patient glaubt, der Arzt sei doof. Ist er ja auch, mit Verlaub gesagt, wenn er seine berufliche Aufgabe darin sieht, auf Biegen und Brechen schablonenhaftes Denken durchsetzen zu wollen, ohne Interesse dafür zu zeigen, wie die Realität aussieht.

Meine Erfahrung und Empfehlung ist folgende: Im Entzündungsschub bei Hashimoto wird man Jod eher einsparen, um dem Kranken Beschwerden zu ersparen, die ihn weiter schwächen. In den stabilen Phasen werden wir ihm maßvoll Jod verabreichen wollen, damit die körpereigene Schilddrüsenhormonproduktion wieder in Gang gesetzt werden kann und die Hoffnung Nahrung bekommt, dass eines Tages die Schilddrüse des Kranken wieder ihre normalen Funktionen übernehmen kann. Das gehört zur heilenden Therapie bei Hashimoto, denn die Schilddrüse soll ja irgendwann, so wie ehedem, aus eigener Kraft genau die Menge an Schilddrüsenhormon an die Zellen vermitteln, die gebraucht wird. Das ist Heilung – und diese Heilung ist auch erreichbar.

Wie erreiche ich eine angemessene Jodzufuhr?

So eine maßvolle Menge Jod, wie das Hashimoto-Kranke brauchen, finden Sie im Meersalz, wenn Sie damit kochen, und auch in einer guten Mischung von jodhaltigen und jodarmen Speisen, wobei Sie nicht mehr darauf achten müssen, jodreiche Nahrung besonders auszugrenzen. Die tägliche optimale Jodaufnahme könnte hier etwa bei 100 µg liegen. Das ist nicht viel. Wir brauchen von diesem Mineral ja insgesamt auch als Gesunde nur sehr kleine Mengen. 1 g Schüßler-Salz Nr. 15 Kalium jodatum (das sind 4 Tabletten) beispielsweise beinhaltet in der Potenz D6 schon 0,5 µg und in der D3 50 µg. Die Tagesdosis, von der wir sprechen, könnte also sogar mit 8 Tabletten einer D3 gedeckt werden. Ich möchte bei dieser Gelegenheit kurz Ihre Aufmerksamkeit darauf lenken, dass wir es gewohnt sind, bei homöopathischen Verdünnungen davon auszugehen, dass chemisch kaum noch wirksame Inhaltsstoffe vorliegen. Das stimmt aber nur für extrem hohe Verdünnungen: Jod in einer Verdünnungsstufe von D1 oder D2 würde schon eine Vergiftung zur Folge haben und kann schon in der D3 locker mit mehreren Schmelztabletten den Tagesbedarf erfüllen.

Beachten Sie, wenn Sie Ihren Jodbedarf über die Nahrung decken wollen, dass die Zubereitungsart für die Dosierung wichtig ist. Ein Stück Seelachs kann z. B. 100 µg Jod enthalten. Beim Kochen geht ein Großteil des Jods aber in den Saft über, während es beim Braten im Wesentlichen im Fisch verbleibt und für die Aufnahme durch den Darm zur Verfügung steht.

Auch die Zubereitungsart bestimmt den Jodgehalt von Lebensmitteln

Jod gibt es natürlich auch in Form von Tabletten zu kaufen. Hier wären bei der Hashimoto 50 µg in Ergänzung zu einer jodarmen Ernährung ausreichend. Auch das jodierte Speisesalz ist sehr jodreich und kann etwas besser dosiert werden als Nahrungsmittel, deren Jodreichtum nie so genau vorherzusagen ist. Wie viel Jod beispielsweise ein Fisch aufnimmt, hat damit zu tun, in welchem Meer er schwimmt. Aber auch einzelne Fischsorten unterscheiden sich darin, wie viel Jod sie brauchen und individuell in ihren Körper einlagern. Wenn Sie Jodsalz verwenden, müssen Sie salzarm essen, um nicht zu hoch zu dosieren.

Regulationsstarre der Schilddrüse – Hashimoto-Typ 1 und 2?

Bei der Frage, wie viel Jod eine Hashimoto-Patientin verträgt, müssen wir noch etwas tiefer schürfen und uns die Frage stellen, wie die entzündete Schilddrüse darauf reagiert, wenn man L-Thyroxin verabreicht. Viele aufmerksame Ärzte, die eine Hashimoto mit L-Thyroxin behandeln, kennen dieses Phänomen: Manche Patientinnen kommen damit wunderbar zurecht, während andere starke Beschwerden bekommen, sobald die Tabletten geschluckt werden. Das hat manche Therapeuten auch dazu veranlasst, möglichst sachte mit niedrigen Dosierungen zu beginnen. Da werden mitunter nur 12,5 µg am Tag verabreicht, bevor man langsam und stufenweise die Dosis über Monate und Jahre erhöht. Sehr oft bleibt man dann auf der Stufe von 50 µg stehen, weil man Angst vor überschießenden Reaktionen hat, die Richtung Schilddrüsenüberfunktion aussehen: Herzklopfen, Blutdruckentgleisungen, Ängste, Schlafstörungen und vieles mehr.

Bei der Hashimoto müsste man eigentlich einen Typ 1 und einen Typ 2 unterscheiden. Der Typ 1 hat eine Schilddrüse mit erhaltener Regulationsfähigkeit. Es liegt vielleicht eine Entzündung vor und die Schilddrüse ist auch geschwächt, aber sie schafft es noch recht gut, den Tagesbedarf an Schilddrüsenhormon von vielleicht 150 µg zu produzieren. Kommen dann mittels einer Tablette 50 µg von außen dazu, fährt sie sofort die Eigenproduktion zurück, um sich zu schonen. Diesen Menschen mit einem Typ 1 kann man unbedenklich und sehr rasch immer stärkere Dosen verschreiben, bis jene Menge an Schilddrüsenhormon zugeführt wird, die der Körper braucht – und zwar so viel, dass die Schilddrüse selbst überhaupt nichts mehr leisten muss. Sie wird gleichsam in die Ferien geschickt, um sich von ihrem »Burn-out« einer Hashimoto zu erholen. Dabei werden die Antikörperspiegel heruntergehen und auch im Ultraschall werden sich die Zeichen einer Entzündung zurückbilden und es wird ein Ruhezustand eintreten, den man als Remission oder vielleicht sogar als Heilung bezeichnen kann. Bei diesem Typ kann eine Hashimoto durch die Gabe von L-Thyroxin geheilt werden, denn die Entlastung der Schilddrüse von ihrer Pflicht führt automatisch dazu, dass sie sich selbst wieder immunologisch in den Körper integrieren lässt und später vielleicht sogar wieder einen Zustand erreicht, in dem sie selbst wieder arbeiten will und auch kann. So wird man innerhalb weniger Jahre mitunter die Dosis von L-Thyroxin wieder stufenweise erniedrigen und L-Thyroxin zuletzt ganz absetzen können. Wir haben dann eine Schilddrüse, die den Hormonbedarf des Körpers ganz aus eigener Kraft deckt und keine Tabletten mehr braucht. Das ist dann die Heilung einer Hashimoto durch L-Thyroxin. Diese kann allerdings nur gelingen, wenn man den Mut hat, die L-Thyroxin-Dosis auch wirklich so weit anzuheben, bis der Tagesbedarf voll durch die Tablette gedeckt ist. Mitunter kommen da sogar Mengen von 200 µg L-Thyroxin zustande, meistens aber reicht etwa die Hälfte davon.

Diese Strategie, mit hohen Mengen von L-Thyroxin zu behandeln, wird bei einem Typ 2 misslingen. Denn hier besteht eine große Jodempfindlichkeit, die auch dazu führt, dass L-Thyroxin – das vom Körper leicht nutzbare, wirksame Jod – eine starke Gegenreaktion auslöst. Der Körper ist so empfindlich, dass mitunter schon 25 µg heftigste Abwehrreaktionen auslösen können, die wie eine Schilddrüsenüberfunktion aussehen. Diese Menschen sind nervös und ängstlich, haben Herzklopfen, Schlafstörungen usw., weil sie die Hormonzufuhr nicht durch ein Zurückschalten der Eigenproduktion ausgleichen können. Das heißt, ihre Schilddrüse stellt 150 µg unbeirrt weiter her und die 25 µg zusätzlich werden da einfach »draufgepackt« und der Körper dadurch mit Schilddrüsenhormon überversorgt. Diese Menschen kommen in meine Praxis und sagen: »Was für ein Wahnsinn!

Mit Schilddrüsenhormon überversorgt

Ich war ohnehin schon nervös, weil bei einer Entzündung Überfunktionsbeschwerden an der Tagesordnung sind, und dann gibt mir der Arzt noch L-Thyroxin dazu und ich bin völlig durchgedreht! Ich habe gedacht, mein letztes Stündlein hat geschlagen, ich überlebe das nicht.«

Diese Menschen mit Hashimoto sind jodempfindlich und bei ihnen können sowohl L-Thyroxin als mitunter auch das Jod in der Nahrung Probleme auslösen, weshalb man in diesem Fall mit der Gabe von Jod vorsichtig sein muss und es gut dosieren sollte. Hier empfehle ich Meersalz, das einen mäßigen Jodgehalt hat, und rate von jodiertem Speisesalz eher ab, weil die darin enthaltene Menge schon zu starke Reize auslösen kann. Und bei diesem Typ 2 einer Hashimoto verzichte ich natürlich auch darauf, L-Thyroxin zu verordnen, setze auch homöopathische Formen von Jod wie beispielsweise in Kalium jodatum oder Jodum oder Spongia sehr zurückhaltend ein und konzentriere mich bei der homöopathischen Behandlung viel stärker auf energetische Arzneien, die keine Verwandtschaft zu Jod haben. Hier haben Homöopathika wie Staphisagria, Colocynthis oder Kaliumsalze eine sehr große Bedeutung. Welche davon in Ihrem Fall zum Einsatz kommen, muss man vom Einzelfall abhängig machen. Es sind Konstitutionstherapien, die man hier als klassischer Homöopath anstrebt und bei denen sowohl die Jodempfindlichkeit als auch die Regulationsstarre der Schilddrüse als Symptome in die Mittelwahl mit einbezogen werden.

Nahrung und Phytotherapie

Was kann und darf ein Mensch mit Hashimoto-Thyreoiditis überhaupt essen? Wir haben schon besprochen, dass er mäßig Jod zu sich nehmen darf. Wenn Sie erfahren wollen, welche Nahrungsmittel wie viel Jod beinhalten, schauen Sie bitte in der Tabelle S. 78 nach. Dort lesen Sie auch, welche Nahrungsmittel »Goitrogene« sind, also natürliche Schilddrüsenblocker, die sich auf Menschen mit Hashimoto negativ auswirken, da sie die Versorgung des Körpers mit Schilddrüsenhormonen hemmen. Das gilt eher weniger für künstlich zugeführtes L-Thyroxin, aber Sojabohnen beispielsweise können Schilddrüsenhormon aus dem Blut entfernen und im Darm binden, wo es dann mit dem Stuhlgang verloren geht. Eine ähnliche Wirkung wird bei reichlichem Genuss von Hirse beobachtet.

Es heißt also, auf Sojabohnen, auf Kohlgerichte, auf Bohnen und Hirse zu verzichten, obwohl gerade die Sojabohnen etwas enthalten, was bei der Hashimoto-Erkrankung positiv wäre: pflanzliche Geschlechtshormone, die den Östrogenen ähneln. Diese Phytohormone werden vom Körper auf eine sanfte und nebenwirkungsfreie Art »verstanden«. Sie setzen einen Reiz, der unserem Körper dazu verhilft, die Hormone zu bilden, die er braucht. Diese Art von Phytohormonen ist aber auch im *Rotklee* vorhanden, sowohl im Blatt als auch in der Blüte, was Sie in der warmen Jahreszeit durchaus dazu bewegen sollte, diesen großzügig als Salatbeigabe zu verwenden. Aber auch in Form von pharmazeutischen Zubereitungen wie beispielsweise bei dem Produkt PreThis® ist Rotklee eine gute Nahrungsmittelergänzung. In ähnlicher Weise kann man dem Körper einen Progesteronersatz durch *Süßkartoffeln* anbieten. Diese enthalten Diosgenin, das so ähnlich wie Progesteron wirkt, jenes Hormon, das Kraft gibt und uns heiß macht. Diosgenin gibt es auch als Öl, beispielsweise bei der Klösterl-Apotheke in München, die wir schon erwähnt haben (s. S. 137). Man reibt morgens 10 Tropfen in die Bauchhaut und umgeht damit den Verdauungsprozess (wir müssten mehrere Kilogramm Süßkartoffeln täglich verspeisen, um unseren Hormonbedarf zu decken). Auch die Einnahme

Natürlicher pflanzlicher Hormonersatz

von *Traubensilberkerzenextrakt*, beispielsweise in Form von Cimicifuga-Kapseln, weist in diese Richtung. Diese natürlichen, pflanzlichen Hormonersatztherapien sind besonders für Frauen geeignet, die sich schon in den Wechseljahren befinden. Hier schlägt man zwei Fliegen mit einer Klappe. Hitzewallungen & Co. können damit gemildert werden – und die Hashimoto-Schilddrüse erhält die hormonelle Unterstützung, die sie braucht.

Noch eine dritte Art von Botenstoffen im Körper möchte bei der Hashimoto abgedeckt werden: Serotonin, das wichtigste Hormon für das Nervensystem, bekannt auch als Glückshormon, kann ruhig großzügig mit der Nahrung ergänzt werden. Man findet es in *Bananen*, aber auch in verschiedenen *Nüssen*, kann es aber auch in Form einer Vorstufe, dem L-Tryptophan, als Tablette einnehmen.

»Luftige« Heilpflanzen

Im Kapitel über Basedow-Erkrankte habe ich geschrieben, dass diese Menschen sich ruhig mit Pflanzen »erden« sollen (s. S. 86), indem sie sich intensiv mit Wurzeln beschäftigen, beispielsweise als Gärtner: Kartoffeln ausgraben, Bäume setzen. Bei der Hashimoto im fortgeschrittenen Stadium liegt der Fall ganz anders. Von der Hashimoto Betroffene sollten versuchen, sich wieder mit dem luftigen Element an sich zu beschäftigen. Düfte gehören zum Wesen der Frau, Blütenessenzen, die ihre sexuelle Anziehungskraft steigern. Aus dieser Lebenswelt haben Sie sich, wenn Sie schon länger an einer Hashimoto leiden, längst verabschiedet und sie können damit nicht viel anfangen. Heilung kann hier bedeuten, die schwarzen und braunen Kleider abzulegen, sich kurze Röcke anzuschaffen und wieder in Türkis, Rosa oder gar Hellrot gewandet das Stadtbild aufzuhellen. Dazu sollten Sie auch wie eine Blume riechen, denn Blumen verkörpern das Element Luft, das Weiche und Warme am Menschen, das Ihnen bei einer kranken Schilddrüse mit Hormonmangel zumindest vorübergehend verloren zu gehen droht.

Was die Blüten so duften lässt, sind die ätherischen Öle. Im Prinzip kann man allen ätherischen Ölen, die als wärmend gelten und uns durch ihren reichen süßen Duft an die Schönheit des Lebens erinnern, Heilkräfte für die Seele bei Hashimoto zubilligen. Der klassische Fall so eines Aromas ist die Bourbon-Vanille. Sie ist angenehm als Parfüm, oder als Geschmacksbeimischung von Speisen. Die ätherischen Öle können auf unterschiedliche Weise angewandt werden. Bequem ist es, wenn Sie sich eine Duftschale besorgen, mit Wasser füllen und dann einige wenige Tropfen eines ätherischen Öls hineingeben. Für die Anwendung in Duftschalen eignen sich alle wohlriechenden Öle. Das luftige Element verstärken neben der Vanille beispielsweise noch Bergamotte, Hyazinthe, Iris, Rose, Ylang Ylang.

Sie können sich auch vornehmen, häufig zum Blumenmarkt oder in ein Blumengeschäft zu gehen, und sich dort gezielt duftende Blumen aussuchen und mit nach Hause nehmen und regelmäßig daran riechen. Der Vorläufer dieser Therapie war der englische Homöopath Edward Bach, der daraus die Heilmethode der Bachblüten kreiert hat. Doch was für ein fader Abklatsch sind die »Essenzen« in den Fläschchen, die Sie in der Apotheke kaufen können, im Vergleich zu einer frischen Hyazinthe, die Sie auf dem Markt kaufen und deren betörender Duft Ihr gesamtes Heim erfüllt. Eine Hyazinthe auf Ihrem Arbeits-

Blumen als wirksames Heilmittel

tisch wird zur intensiven Arznei, die Ihnen die Süße und das lockende Versprechen des Lebens auf nonverbale Art mitteilt und dabei eine ständige Präsenz in Ihrem Gemüt aufbaut. Ähnlich steht es mit wohlriechenden Rosen, die allerdings schon schwieriger zu bekommen sind, da sich Blumenhändler im Laufe der Jahrhunderte auf das Äußere einer Blume konzentrieren gelernt haben anstatt auf ihren Duft, der weit stärker zu uns spricht, als das Worte oder sogar Musik vermögen. Es ist auch interessant, ein Öl zu finden, das Ihnen besonders angenehm ist. Von dem Sie spüren, dass es Ihre Lebensgeister stärker stimulieren kann als andere. Und wenn Sie dieses Öl einmal gefunden haben, können Sie versuchen, sich damit in verstärktem Maß zu konfrontieren.

Menschen mit Hashimoto riechen anfänglich generell nicht viel, weshalb es klug ist, mit einer so intensiv duftenden Blume wie der Hyazinthe diese Form der Geruchstherapie zu beginnen. Später kann man sich auf einen eigenständigen Weg zu zurückhaltender duftenden Pflanzen begeben, die der Seele durch eine individuelle Ähnlichkeit zum eigenen Charakter aufhelfen können. Diese Suche geht idealerweise über Spaziergänge in der Natur, wo man in der warmen Jahreszeit an zahlreichen Blüten vorbeikommt, an denen man schnuppern und die Wirkung der ätherischen Öle auf das eigene Gemüt prüfen kann. Während sich Menschen mit Basedow eher »erden« sollen, müssen Sie luftig werden. Und ein lustvoller Spaziergang in einer Mußestunde ist schon einmal etwas Luftiges an sich. So wie Kinder die Schule schwänzen, um deren Strukturiertheit und Einengung zu entkommen, weil die Schule sonst zu früh und zu stark eine »Vererdung« bewirken würde, müssen auch Sie wieder lernen, wie ein Kind die Freiheit und die Fülle des Lebens zu suchen. Wahrnehmen lernen, was in der Natur vor sich geht. Sich wieder nach Blüten bücken lernen und das, was sie anderen Lebewesen schenken können, mit Aufmerksamkeit schnuppernd aufnehmen.

Individuell passende Blumen und Düfte suchen

Wenn Sie in einer Gegend leben oder gerade eine Jahreszeit herrscht, in der man von Blüten weit entfernt ist, können Sie sich mit einer Duftlampe behelfen. Eine interessante Variante, die bei Männern beliebter ist, ist auch das Räuchern. Das Harz von Nadelbäumen ist von feuriger Natur und entfaltet folgerichtig seine Kraft besonders dann, wenn man es entzündet. Diese Therapie war bei den Kelten und Germanen äußerst beliebt und wurde auch bei schwersten Krankheiten angewandt. Ein offenes Feuer bildete da-

mals vor allem in der kühlen Jahreszeit das Zentrum jeder Wohn-
stätte und die Düfte, die manche Naturprodukte entfalten, wenn
sie auf glühende Kohlen gelegt werden, wurden früh für kultische,
aber auch medizinische Zwecke benutzt. Tannennadeln oder Kie-
fernnadeln rufen dabei einen »weihnachtlichen« Duft hervor, der
in der dunklen und kühlen Jahreszeit von der Kraft des Frühlings und
des Sommers spricht. Die ätherischen Öle haben etwas vom Leben
spendenden Element Luft über den kühlen und trockenen Herbst
hinweg bewahrt und können diese Essenz dem Menschen mitteilen.
Eine ähnliche Sprache sprechen Benzoe, Latschenkiefer, Rosenholz
oder Sandelholz. Sie wecken in uns Erinnerungen an Jugend und Fri-
sche und machen uns sinnlich. Suchen Sie sich unter diesen Höl-
zern eines mit einem Duft aus, der Ihnen besonders gefällt, und
gewöhnen Sie sich an, einmal täglich in einem Räuchergefäß oder
auch einem sauberen Aschenbecher oder im Ofen zu räuchern.

Eisenmangel: Ursache und Therapie

Ebenso wie die Hashimoto ist der Eisenmangel, der sich durch
einen niedrigen Ferritinwert ausdrückt, eine häufige Störung im
Stoffwechsel von Frauen, die im fruchtbaren Alter stehen. Eisenmangel ist in Europa so häufig, dass man vor Jahren dazu überge-
gangen ist, diese Störung als Normalzustand zu erklären. Männer
sind es gewohnt, durchschnittlich einen Ferritinwert von 200 µg/l
zu haben, während die meisten jüngeren Frauen mit 20 µg/l aus-
kommen müssen. Wenn man bedenkt, dass Eisen Kampfeslust, Wi-

derstandsgeist und Eigeninitiative ermöglicht, meint man fast, den traditionellen Unterschied zwischen den Geschlechtern, der die Frau als gefügiges, sanftes, weiches Wesen darstellt, am Eisenwert festmachen zu können. Tatsächlich ist es so, dass Frauen, die in meiner Praxis mit einer Eiseninfusion behandelt werden – und das so lange, bis sie »Männerwerte« aufweisen –, durchaus mehr Selbstbewusstsein bekommen. Sie sind wacher und zugleich entspannter, vor allem aber leistungsfähiger als zuvor.

Menschen, die an einer Hashimoto erkrankt sind, bekommen von mir, nach vorheriger Bestimmung des Ferritinwerts, meist eine Eiseninfusion mit 200 mg Eisen, der oft noch mehrere weitere Infusionen folgen. Der Grund dafür ist aus schulmedizinischer Sicht, dass ein Eisenmangel zu Störungen im Immunsystem führen kann, die sich in Autoimmunerkrankungen wie der Hashimoto ausdrücken können. Eine Erhöhung des Eisengehalts fördert auch die Sauerstoffversorgung von Geweben, darunter natürlich auch die der kranken Schilddrüse, und kann einen Impuls in Richtung Heilung geben. Wichtiger erscheint mir aber noch das naturheilkundliche Verständnis der Erkrankung dieses Organs, das dem Element Luft zugeordnet werden kann und deshalb auch ein »luftiges« Heilmittel braucht. Die beste Arznei ist hier der Sauerstoffträger Eisen, der ja dafür verantwortlich ist, dass unser Blut nicht nur feucht, sondern auch heiß in den Arterien pulsiert. Eisen gibt Kraft und die meisten Menschen mit Hashimoto klagen ja über körperliche Schwäche und mangelnde Belastbarkeit. Eisen wirkt auch antidepressiv, wie Studien gezeigt haben, die zum Eisenmangel geführt wurden. Es hilft nämlich auch dem geschwächten und passiven Geist und der taub gewordenen Seele, neuen Schwung zu entwickeln. Eisen ist auch nach der Ansicht der alten Medizin dem Kriegsgott Mars zuzuordnen. Waffen aus Eisen entscheiden über Macht und Ohnmacht. Eisen ist also nicht nur etwas »Luftiges«, es stärkt auch den *Archeus*, die Handlungsfähigkeit des Menschen, und entscheidet über seinen Willen, geheilt zu werden. Eisen fördert auch die Eigeninitiative und Entschlusskraft. So gesehen ist es

Eiseninfusionen: gute Wirkung bei Eisenmangel

bedauerlich, dass viele Ärzte in Deutschland noch sehr zurückhaltend mit Eiseninfusionen sind, die in kürzester Zeit einen Eisenmangel ausgleichen können. Aber es gibt mittlerweile mehr und mehr »Eisenzentren«, die das tun, vor allem im süddeutschen Bereich und in der Schweiz. Eine Liste davon erhalten Sie unter www.eisenzentrum.org.

Zum Thema Eisen, Monatsblutung und Fruchtbarkeit habe ich eine Theorie: Es könnte sein, dass sich gebärfähige Frauen über einen erhöhten Blutverlust im Rahmen ihrer Monatsblutung schwächen, um für ihren Partner oder ihre Lebenssituation gefügiger zu werden; sie folgen dem gleichen Krankheitsmechanismus wie jene Frauen, die im Rahmen einer Hashimoto möglicherweise ihre Schilddrüse schwächen und letztendlich zerstören. Denn auch eine funktionsuntaugliche Schilddrüse, die nicht mehr die Hitze und Feuchtigkeit des Körpers bewahren kann, verwandelt ihn in ein »erdiges« Phänomen. Wer »erdig« wird, wird alt, das heißt, kühl und trocken. Und dadurch verschwinden auch die klassisch »weiblichen« Eigenschaften der Emotionalität und nehmen die »männlichen« Eigenschaften der Rationalität, des kühlen und berechnenden Denkens in den Frauen zu, die an Hashimoto erkrankt ist. Die Hashimoto kann also vermännlichen, älter und einsichtiger machen. Sie ist mitunter dazu da, uns unsere Schwäche bewusst zu machen und damit unsere Bescheidenheit zu fördern. Das führt dazu, dass wir Ansprüche zurückstellen und Sehnsüchte aufgeben. All das hilft uns, aus der Verletztheit bei den zuvor genannten Konflikten (s. S. 126) herauszufinden, und kann auch als Heilreaktion gesehen werden. Eine Frau, die früher einmal aufbrausend und leidenschaftlich war und wegen einer Jüngeren verlassen wurde, kann so als alte, kühle Dame immer noch zufrieden sein, wenn auch nicht unbedingt überschäumend glücklich, wie man das nur mit einer intakten Schilddrüse sein kann.

Naturheilkundliche Therapien

Die Naturheilkunde bei der Hashimoto setzt sich zum Ziel, Energieblockaden zu lösen, seelische Verletzungen aufzuarbeiten, die Konstitution des Menschen zu stärken und dadurch die Schilddrüse zu entlasten.

Blockade des Hals-Chakra lösen

Wenn man den Vorgang, der mit einer Hashimoto im Körper stattfindet, in der Sprache des Ayurveda fassen wollte, würde man sagen, dass hier das Hals-Chakra blockiert, das heißt, der Energiefluss im Bereich dieses wichtigen Energiewirbels gestört ist. Alles, was an diesem Hals-Chakra dranhängt, kann dadurch schlechter funktionieren. Das ist nicht nur die Schilddrüse, sondern beispielsweise der Kehlkopf. Die Stimme als Ausdrucksorgan unserer Gefühle sagt sehr genau, wie es mit uns bestellt ist. Vor allem aber drückt sie die Mischung der Aktivitäten von Kopfhirn und Bauchhirn aus, die Kombination zwischen Verstand und Gefühl, zwischen Streben und Sehnen. Es kann kein Zufall sein, dass Vögel singen, diese luftigen Tiere, die nicht nur dem Himmel näher sind, sondern auch der Leichtigkeit, die Sauerstoffreichtum in einem Körper erzeugt. Der Gesang ist der natürliche Ausdruck der Lebensfreude, des hormonellen Überschusses. Man kann funktionierende Hormone in einer Stimme ebenso hören, wie man durch fehlende Hormone die Stimme eines Hashimoto-Erkrankten oftmals nur noch als krächzendes, mattes, nicht mehr klingendes Etwas wahrnehmen kann – eine Stimme, die dem Erkrankten selbst

Die Stimme ... und die Hashimoto heilen

fremd erscheint. Ebenso wie Stimmübungen oder einfach häufiges Singen hilfreich sein können, um die Hashimoto zu heilen, ist auch alles andere, das das Hals-Chakra, den Energiefluss dort aktivieren kann, positiv zu sehen. Dazu gehört auch die psychologische Ebene, sich stärker Luft zu machen, stärker in Worte zu fassen, was einen bewegt, das Ungehörte hörbar zu machen. Wer eine Entzündung der Schilddrüse – natürlich unbewusst – in sich erzeugt, um »vernünftiger« zu werden oder sich zu schwächen, legt damit ja auch Hormonflüsse lahm. Das Bauchhirn, das vor allem mittels Serotonin und Dopamin arbeitet und für unsere Emotionalität zuständig ist, tritt in der Bedeutung zurück und das Kopfhirn nimmt mit seiner trockenen Rationalität überhand. Die Schilddrüse hat hier ja eine vermittelnde Rolle zwischen oben und unten. Während Kehlkopf, Luftröhre und Lungen damit beschäftigt sind, durch Sprache und Gesang eine harmonische Verbindung zwischen Yin und Yang herzustellen, wie das die Chinesen ausdrücken, führt die Hashimoto zu einem Yang-Überschuss. Diese Menschen nennt man in unserem Kulturkreis zu Recht »verkopft«, und dass etwas fehlt, merkt man in allen Einflussbereichen des Kopfhirns. Die Stimme wird dünn und klanglos. Die Gedanken wiederholen sich und es fehlt ihnen die Tiefe. Anders steht es, wenn ein Mensch verliebt ist und die Hormone fließen.

Hier arbeitet die Schilddrüse mit Intensität daran, den ganzen Körper zu durchpulsen und die Funktion der Geschlechtsorgane zu optimie-

Wie die Schilddrüsenfunktion sich auch auf die Stimme auswirkt

ren. Auch der Stimme mischt sich etwas bei, das sie voller und kräftiger und ausdrucksvoller klingen lässt. Die Frequenzbreite erhöht sich. Jetzt arbeitet der Energiewirbel des Halses voll und die Schilddrüse und alle anderen luftigen Organe sorgen dafür, dass sich das Leben, das in diesem Organismus pulsiert, auch mit der Fortpflanzung beschäftigt.

Die »Blockierung« des Hals-Chakras ist im Grunde genommen eine Verkrampfung der Muskulatur von Hals und Kopf mit Dehnung der Stimmbänder. Man hört das. Nun sollte man aber auch die Auswirkung dieser Verkrampfung auf die Durchblutung der Schilddrüse bedenken. Wenn sie schlecht durchblutet wird, weil das Hals-Chakra blockiert ist, ist sie auch anfälliger für eine Entzündung. Und eine bereits bei Hashimoto entzündete Schilddrüse wird weniger wahrscheinlich heilen als eine, die wieder gut durchblutet ist, weil man sich die Mühe gemacht hat, an einer Öffnung des Energiewirbels am Hals zu arbeiten.

Das lässt sich auf verschiedene Weise erreichen. Der erste Schritt ist es, unsere Sehnsüchte wieder zu äußern, offen zu werden, über Gefühle sprechen zu lernen. Unter den homöopathischen Mitteln, die man für den Hals bevorzugt einsetzt, finden sich vor allem folgende:

Argentum nitricum • Gelsemium sempervirens • Lilium tigrinum • Phosphorus • Pulsatilla

Wenn Sie unter Heiserkeit oder einer verkrampften, tonlosen Stimme bei Hashimoto leiden sollten und deshalb an Ihrem Hals-Chakra arbeiten wollen mit der Annahme, dass diese Energiewirbel besonders blockiert sind, können Sie sich eine Kombitherapie überlegen, bei der diese 5 Arzneien im Wechsel zur Anwendung kommen. Besorgen Sie sich jede dieser Arzneien in der Potenz D 12 und der Füllmenge N1 und nehmen Sie täglich von jeder Arznei 5 Kügelchen. Verteilen Sie die einzelnen Arzneien möglichst über den Tag. Führen Sie diese Therapie drei Wochen lang durch und machen Sie danach eine Pause, um den Behandlungserfolg zu prüfen.

Schüßler-Salze

Die Schüßler-Salze-Basiskur bei Hashimoto sieht so aus:

Schüßler-Salze-Basiskur

Nr. 3 Ferrum phosphoricum D 12
Nr. 6 Kalium sulfuricum D 6
Nr. 11 Silicea D 12
Nr. 12 Calcium sulfuricum D 6

Nehmen Sie 3 Wochen lang je 5 Tabletten täglich, einzeln über den Tag verteilt gelutscht.

Diese Kur kann als Erstmaßnahme bei Hashimoto gelten und in jedem Stadium der Krankheit angewandt werden. In diese Therapie sind jene Schüßler-Salze aufgenommen, die bei chronischen Entzündungen zum Einsatz kommen. Dazu gehört schon einmal der Sauerstoffträger Eisen, der in energetisierter **Als Erstmaßnahme und in jedem Krankheitsstadium** Form die Durchblutung der Gewebe verbessert und eine allgemein die Lebenskräfte stimulierende Wirkung hat, aber auch entzündungshemmend ist und Eisenmangelzustände ausgleichen kann, die sich negativ auf das Immunsystem auswirken. *Kalium sulfuricum* ist das »Lebersalz«, das man bei chronischen Entzündungen gerne verabreicht, um die Bildung von Eiweißen zu fördern, die für die Immunabwehr gebraucht werden. *Silicea* und *Calcium sulfuricum* sind bindegewebsstabilisierende und entzündungshemmende Mineralien, die im frühen Entzündungsstadium in der Schilddrüse besonders gebraucht werden und die Widerstandsfähigkeit der Schilddrüsenzellen erhöhen.

Wenn Sie diese Kur drei Wochen lang konsequent durchgeführt haben, ziehen Sie Bilanz, wie sehr sich Ihre Beschwerden verbessert haben. Entscheiden Sie dann, ob Sie diese Kur noch mal um drei Wochen verlängern wollen. Leichtere Fälle von Hashimoto sind dadurch schon geheilt und auch schwierige Fälle sind dadurch effektiv gemildert worden.

Schüßler-Salze bei Ängsten und Schwäche

Typisch für die Hashimoto ist die Kombination zwischen den Symptomen Angst und Schwäche. Es gibt ein Schüßler-Salz, das als Gegenmittel im besonderen Maß für die Behandlung geeignet ist: Arsenum jodatum D6, die Nr. 24. Nehmen Sie dieses Salz häufiger in Form der heißen Zubereitung zu sich (s. a. nächste Seite), vor allem, wenn die Ängste sich mitunter zu einer Panikattacke ausweiten. Das ist bei Hashimoto in der Regel nur äußerst selten der Fall, dann aber genauso intensiv wie beim Basedow. Außerdem kommen Salze infrage, die schon in die Richtung einer homöopathischen Konstitutionstherapie weisen. Bei ihnen sollten Sie sich auf einen möglichen seelischen Kernkonflikt besinnen, der die Hashimoto hervorgerufen haben könnte.
Diese Salze sind die folgenden:

Nr. 1 Calcium fluoratum D12
Hier werden die Ängste durch einen Verlust an Sicherheit und Schutz hervorgerufen. Sie haben Existenzängste, verlieren Gewicht, Ihr Körper wird sichtlich weicher und schlaffer, Ihre Wunden heilen schlecht, die Zähne entwickeln Karies oder verfärben sich.

Nr. 5 Kalium phosphoricum D6
Hier tritt im Laufe von Monaten oder Jahren eine Schwäche durch zu viel Stress auf. Sie schlafen nicht mehr durch, weil Ihnen viele Termine durch den Kopf gehen. Sie tragen viel Verantwortung und wissen nicht mehr, wie Sie das alles schaffen sollen. Sie entwickeln Mundgeruch, Ihr Gesicht ist grau.

Nr. 13 Kalium arsenicosum D6

Dieses Schüßler-Ergänzungssalz ist die Variante von Nr. 5 für das Alter. Es wirkt am besten bei Menschen jenseits der 50, die zunehmend Angst vor dem Alter und dem Sterben entwickeln. Sie frieren leichter, weil die Lebenswärme nachgelassen hat, und neigen zu Herzrhythmusstörungen.

Nr. 24 Arsenum jodatum D6

Dieses Salz, von dem wir oben schon gehört haben, ist eine Kombination zweier Bestandteile der Nr. 13 und der Nr. 15. Im Vordergrund stehen Schwäche und Existenzängste, eine unreine Haut, Allergien. Dieses Salz hilft von allen sechs Salzen in dieser Gruppe am besten gegen Ängste und ist das erste Salz, das Sie ergänzend zur Hashimoto-Kur – in hoher Dosierung, bis 50 Tabletten täglich – probieren sollten, wenn Sie gerade durch eine Angstphase gehen. Lutschen Sie diese Tabletten hintereinander oder geben Sie jeweils 10 Tabletten in ein Glas heißen Wassers. Gut umrühren, schluckweise leer trinken und diese Anwendung wiederholen, bis sich die Ängste zurückgebildet haben. Wiederholen Sie die Anwendung auch, sobald eine neue Verschlechterung eintritt.

Nr. 25 Aurum chloratum natronatum D6

Menschen, die dieses Salz brauchen, klagen über Versagensängste und Schlaflosigkeit. Es sind körperlich eher stämmige, tüchtige Menschen, die geschäftliche Verluste oder sonstige wirtschaftliche Einbrüche hinter sich haben und unbeirrt daran arbeiten, sich wieder aus der Misere zu befreien.

Nr. 26 Selenum D6
In diesem Fall sind Versagensängste mit Schwäche gepaart. Man fühlt sich den Aufgaben des Lebens nicht gewachsen, weil man sich nicht für kompetent genug hält, aber auch, weil eine körperliche Schwäche einen dauernd auf die Couch vor den Fernseher treibt.

Homöopathie

Eine energetische Heilweise wie die Homöopathie kann uns helfen, Regulationsversuche – wie beispielsweise die Hashimoto-Erkrankung nach großen Kränkungen – zu umgehen oder sogar aufzulösen, indem man Arzneien einnimmt, die ähnlich bedrohliche oder quälende Verletzungen als Essenz in sich bergen. Das können Gifte sein, die von Tieren als Abwehrmechanismus produziert wurden für den äußersten Notfall. Eine Giftschlange oder eine Biene, die einen Angreifer als lebensbedrohlich empfinden, halten für diesen Fall ein starkes oder sogar tödliches Gift bereit, das Ihnen beispielsweise fehlt, wenn Sie gerade Ihren Partner an eine Konkurrentin verloren haben. Oder einem Konkurrenten am Arbeitsplatz den Vortritt lassen mussten im Kampf um eine Position, die eigentlich Ihnen zugestanden hätte. Um die Wut und die Kränkung, die in Ihnen nun stecken, nicht zerstörerisch gegen die eigene Schilddrüse zu lenken, können Sie hier dankbar die Weisheit von Tieren annehmen, die sich eine Giftspritze für bedrohliche Situationen haben wachsen lassen. Schlangengifte wie *Naja*, *Lachesis* oder das Gift der Honigbiene, *Apis*, sind hier Bei-

Tierische Gifte können bei Hashimoto hilfreich sein

spiele. Man sollte an diese Arzneien denken, wenn die Heftigkeit Ihrer Gefühle ihnen entspricht. Auch Jahre danach können diese Gifte noch sehr heilend für Sie sein. Wenn Sie wissen wollen, ob diese für Sie infrage kommen, dann prüfen Sie nicht so sehr Ihre momentanen Gefühle, sondern stellen Sie sich folgende Fragen:

- Seit wann besteht die Hashimoto wirklich?
- Welches Trauma könnte sie damals ausgelöst haben?
- Was habe ich damals empfunden?

Überlegen Sie sich, welche der folgenden Arzneien für Sie passend ist:

Lachesis

Wenn Sie ein sinnlicher Mensch sind, für den die Sexualität eine hohe Bedeutung hat, und wenn Sie innerliche Hitze aufweisen, sich leicht am Hals beengt fühlen und zum Schimpfen neigen, wenn man Sie provoziert.

Apis

Wenn Sie ein Sonnenschein sind, der äußerst fleißig ist und den Partner in jeder Hinsicht umsorgt in der Absicht, aus ihm eine Drohne zu machen, die ohne Sie gar nicht mehr existieren kann. Wenn der sich dann innerlich ablöst und Sie heimlich zu betrügen anfängt, versuchen Sie einmal diese Arznei, die vor allem bei ste-

chenden Beschwerden und Schwellneigung der Schilddrüse angezeigt ist.

Naja

Diese Arznei hilft bei Menschen mit Herzschwäche und Herzrhythmusstörungen besonders gut und wird bei der Hashimoto empfohlen, wenn die Betroffenen das Gefühl haben, ihre ganze
Existenz durch den möglichen Verlust des Partners aufgeben zu
müssen und nicht mehr leben zu können.

Wie ist Ihre innerliche Antwort bei Gefühlstraumata? Wenn Ihre innerliche Antwort auf Gefühlstraumata viel milder ausfällt, Sie nicht vor Zorn ko-
chen oder vor Wut alles klein schlagen wollen,
Sie also eigentlich nicht zu Wut oder Bitterkeit und Gram neigen,
sondern eher eine Taubheit, ein Nichtfühlen vorherrschend sind,
dann müssen Sie Ihre Heilmittel woanders suchen.

Wenn Sie zu dem Schluss kommen, dass Ihnen nichts Dramati-
sches passiert ist, dié Hashimoto sich vermutlich eher aus einem
allgemeinen Gefühl der Überforderung heraus entwickelt hat –
wobei Sie gleichzeitig sowohl beruflich als auch privat überlastet
waren –, dann sind Sie besser beraten, Arzneien einzusetzen, die
die Ausreifung als Person fördern können. Die stärksten Arzneien
sind hier die Milchen, die Muttermilch von Tieren oder von Menschen. Deren Zweck ist es ja nicht nur, ein Baby zu ernähren,
sondern auch über Eiweißstoffe Erfahrung weiterzugeben, die
eine weitere Ausreifung des kleinen Lebewesens nach der Geburt
ermöglicht. Kinder werden ja nicht nur gestillt, um ihren Stoff-

wechsel zu bedienen, sondern um einen Austausch herbeizuführen, der unzureichend sein kann, weil die Mutter, die die Milch bildet, selbst das Gefühl hat, dass ihr noch etwas fehlt. Oder weil die Umwelt nicht danach ist, diese Ausreifung zuzulassen. Hier wird die Hashimoto zu einer späten Sichtbarwerdung dieser Verhältnisse, dass man als Baby keine Zeit hatte, sich durch Reifung und Rundung der Persönlichkeit ausreichend auf die Wirrnisse des Lebens einzustellen. Diese Form der Hashimoto kann man mit Milchen heilen. Hierzu gibt es interessante Möglichkeiten, die ich gleich im Einzelnen aufführen möchte. Auch hier wird folgendermaßen dosiert: 1 x 5 Kügelchen der Arznei in der Potenz C200 geben, dann mehrere Tage warten, ob sich etwas ändert. Wenn eine Verbesserung eintritt, erst einmal abwarten. Wenn dann wieder eine Verschlechterung eintreten sollte, die Arzneigabe wiederholen.

Bestimmte Formen der Hashimoto durch Milchen heilbar

Lac maternum

Diese homöopathische Arznei ist mein absoluter Favorit. Es handelt sich hier um Muttermilch von verschiedenen Müttern. Mit einer Gabe von Lac maternum C200 (erhältlich beispielsweise von Remedia, einem Homöopathiehersteller in Österreich, www.remedia.at) werden viele Menschen mit Hashimoto ein Gefühl des Trosts und der innerlichen Wärme entwickeln, das ihnen aus der Krankheit hilft.

Lac humanum femininum bzw. masculinum

Auch diese Form der Muttermilch einer einzelnen Frau, die entweder ein weibliches oder ein männliches Baby hatte, ist einzeln bestellbar bei www.remedia.at. Wählen Sie je nach der Frage aus, ob Sie Ihren »weiblichen« oder »männlichen« Anteil behandeln wollen. Wenn Sie beispielsweise als Frau den Eindruck hatten, nicht für die berufliche Nachfolge im Familienbetrieb vorgesehen worden zu sein und sich vielleicht deshalb für untüchtig im Beruf halten, kann Ihnen die »männliche« Energie von *Lac humanum masculinum* helfen. Vergleichbar wird Ihnen bei der Empfindung, Ihren weiblichen Anteil nicht ausreichend leben zu können, *Lac humanum femininum* neue Türen öffnen.

Lac bovinum, bekannt auch als Lac defloratum

Die Kuhmilch vermittelt den Gemeinschaftssinn einer Kuhherde, ein interessanter Impuls für Menschen, die ihre Hashimoto in der Anonymität der Großstadt entwickelt und sich innerlich verloren haben. Für Menschen geeignet, denen es schwerfällt, Kontakt mit anderen Menschen zu halten, und die vereinsamen. Es ist die beste Arznei bei Menschen mit Hashimoto, die unter Kopfschmerzen leiden.

Lac suis

Schweinemilch hat eine gute Wirkung auf Menschen, die eine Missbrauchssituation erlebt haben. Deshalb handelt es sich hier wohl um die wichtigste Arznei bei frühem Auftreten von Hashimoto, z. B. schon in der Pubertät. Der Arzt ist hier angehalten, zu einem möglichen Missbrauch Fragen zu stellen, wobei nicht immer die an Hashimoto erkrankte Person missbraucht sein muss, sondern öfters auch seelische Verletzungen dahinterliegen, die in früheren Generation erlitten und mit der »Muttermilch« weitergegeben wurden.

Die Vorstellung homöopathischer Arzneien möchte ich an dieser Stelle beenden, da Sie schon viele Anregungen bekommen haben und nicht das Gefühl haben sollten, dass es beliebig viele Behandlungsmöglichkeiten gibt. Sie können eine Hashimoto aus eigener Kraft zur Heilung bringen, indem Sie die seelische Ursache, die für sie verantwortlich war, überwinden und sich mit ihr aussöhnen. Das geht auch ganz ohne Arznei, wird aber manch

Mit der seelischen Krankheitsursache aussöhnen

mal durch den von Arzneien ausgelösten Heilungsimpuls besser angestoßen und der Konflikt aufgelöst.

Ich würde empfehlen, in jedem Fall die Schüßler-Salze auszuprobieren. Zuerst die Kur machen und dann die Schüßlersalze bei Bedarf einsetzen. Weiterhin sich mit Düften anfreunden und diese bewusst anwenden. Letztendlich unter den Milchen jene Milch anwenden, die Ihnen am meisten zusagt, und ihre Heilwirkung spüren. Es gibt wenige Menschen, die diese Milchen gar nicht benötigen – dagegen viele, die dadurch den inneren Frieden erfahren, der ihnen auch bei der Ausheilung einer Hashimoto behilflich ist.

Hashimoto, Krebs und Selen

Es gibt immer wieder Hinweise, dass eine chronische Entzündung der Schilddrüse bei Menschen auftritt, die auch krebsgefährdet sind. Dazu gibt es viele Daten. Eine Statistik behauptet, dass 20 Prozent der Menschen mit einer Hashimoto-Erkrankung einen Schilddrüsenkrebs entwickeln.

Diese Information hat für Sie die Konsequenz, dass Sie sich besonders in einer höheren Altersstufe häufiger vom Arzt in Hinblick auf Krebserkrankungen durchchecken lassen, als Sie das vielleicht sonst getan hätten. Einmal im Jahr ein Ultraschall aller einsehbaren Organe und eine breit gefächerte Blutabnahme inklusive Bestimmung einzelner Tumormarker sind hilfreich, um Ängste in dieser Hinsicht abzubauen. Dazu gehört dann auch die Beobachtung von Schilddrüsenknoten, um auszuschließen, dass es irgendwo im Bereich chronisch entzündeter Schilddrüsenteile bei Hashimoto eine Tumorneubildung gegeben haben könnte.

Selen ist ein Spurenelement mit antioxidativer Wirkung. Dadurch wird es gerne von vielen Menschen als Vorbeugung gegen Krebs eingenommen. Es gibt aber auch einige Studien, die Selen eine verbessernde Wirkung auf Hashimoto-Verläufe zugeschrieben haben. Ich kenne mehrere Fälle von Hashimoto-Patienten in meiner Praxis, die über die Jahre reichlich Selen eingenommen und dabei günstige Krankheitsverläufe erfahren haben. Die Seleneinnahme finde ich sinnvoll, vor allem in Deutschland, Österreich und der Schweiz, alles Länder, die sehr wenig Selen in ihren Böden aufweisen, weshalb unsere Getreide beispielsweise im Vergleich zu Nordamerika sehr selenarm sind.

Es empfiehlt sich, 200 µg Selen täglich einzunehmen. In Schüben werden mitunter auch 300 µg empfohlen. Selen ist rezeptpflichtig und muss von Ihrem Arzt verschrieben werden.

Nachwort

Wer einen Basedow hat, spürt den Schatten einer schweren Erkrankung. Er weiß es und erfährt es am ganzen Leib, dass er es mit einem starken und ernst zu nehmenden Gegner zu tun hat. Menschen mit Basedow erkennen: Ich muss mein Leben ändern. Wie wir schon gehört haben, ist die Betroffenheit über die Diagnose eines Basedow auf eine lange Krankheitsgeschichte zurückzuführen: Viele Menschen sind an dieser Krankheit und auch an ihrer Behandlung gestorben.

Im Vergleich dazu sind Angstgefühle bei der Diagnose einer »Hashimoto« nicht wirklich gerechtfertigt. Bewahren Sie deshalb Ruhe, wenn Sie diese Diagnose bekommen haben. Die Krankheit führt im schlimmsten Fall – und wenn man überhaupt nichts unternimmt – höchstens dazu, dass man eines Tages keine Schilddrüse mehr hat und deshalb Tabletten schlucken muss. Das ist schlimm genug, aber es erschüttert einen nicht bis ins Mark. Vielleicht erklären diese Verhältnisse auch, warum sich doch eine Menge Menschen so obsessiv mit der Hashimoto beschäftigen: Weil die Beschwerden, die sie verursacht, so überschaubar sind wie so vieles andere in unserem Alltag. »Pet peeves« nennt man das auf Englisch. Dinge, über die man sich maßlos ärgern kann, wenn man in der Zeitung darüber liest – aber die einem nicht so nahe gehen, dass man sich darüber graue Haare wachsen lässt, oder die einen sogar ins Grab bringen.

Autoimmunerkrankungen der Schilddrüse gehören heute zu den häufigsten Erkrankungen von Frauen überhaupt. Jede 10. Frau in Deutschland leidet angeblich an einer Hashimoto-Thyreoiditis (wobei hier viele harmlose Fälle mitgezählt werden, wie ich schon berichtet habe). Und jede 30. Frau hat einen Morbus Basedow. Manche wissen davon, bei anderen ist die Diagnose ein Zufallsbefund. Der Morbus Basedow als das viel länger bekannte Krankheitsbild wird ernster genommen und im Allgemeinen auch viel radikaler behandelt als die Hashimoto. Außerdem neigen die an Basedow Erkrankten häufig zu einer Schilddrüsenüberfunktion, die Menschen völlig aus der Bahn wirft und auch äußerlich deutliche körperliche Veränderungen zur Folge haben kann.

Morbus Basedow und Hashimoto im Vergleich

Hier werden Sie rasch unter das Messer gelegt oder Ihre Augen werden mit Röntgenstrahlen verkocht – in der Absicht, Ihre Krankheit effektiv zu behandeln. Anders steht es wiederum bei der Hashimoto: Sie wird nur selten operiert, führt aber manchmal im Laufe von Jahren zur Selbstauflösung der Schilddrüse. Die Schilddrüse frisst sich gleichsam selbst auf und verschwindet. In unserer westlichen Zivilisation ist das kein großes Problem, sofern der Arzt eine Schilddrüsenunterfunktion feststellt. Denn es gibt bei uns eine Tablette dagegen – Schilddrüsenhormon, bekannt meist als L-Thyroxin, eine der am häufigsten verordneten Tabletten der Pharmaindustrie. Vier Millionen Deutsche bekommen sie verordnet, 2006 wurden deshalb mehr als eine Milliarde Tagesdosen

L-Thyroxin in Deutschland eingenommen. Statistisch gesehen schluckt also jeder Deutsche 12,5 Tabletten L-Thyroxin jährlich. Es wird behauptet, dass Ihre Schilddrüse zu schwach agiert, Sie also eine Schilddrüsenunterfunktion haben sollen.

Unsere Bundestagsabgeordneten wurden von einem L-Thyroxin-Hersteller untersucht und es wurde mehr als einem Drittel von ihnen gesagt, sie seien schilddrüsenkrank und müssten L-Thyroxin nehmen. So sieht die Sache aus: Wenn Sie in Deutschland leben, kommen Sie fast nicht umhin, das Spiel der Pharmaindustrie mitzumachen und etwas für die Schilddrüse zu schlucken. Wenn Sie schon nicht in der Unterfunktion sind, dann sind Sie doch ganz sicher zumindest in der Überfunktion ... und bekommen in dem Fall Thiamazol und ähnliche Schilddrüsenblocker verpasst.

Auch damit es nicht so weit kommt und Sie nicht unnötig Ihre Schilddrüse mit »scharfen« Mitteln behandeln lassen, wurde dieses Buch geschrieben. Denn meine Erfahrung ist es, dass die Behandlung sowohl des Basedow als auch der Hashimoto mit sanften Arzneien überraschend gut klappt. Seit der Veröffentlichung meines Bestsellers »Die Schilddrüse. Balance für Körper und Seele« im Jahr 2007 hat sich meine Arztpraxis mehr und mehr zum Schilddrüsenzentrum entwickelt, und das aus einem einzigen Grund heraus: Menschen mit Hashimoto und Basedow fühlen sich häufig von ihren Ärzten nicht richtig behandelt. Sie sind verzweifelt über den Behandlungsverlauf und sie klagen über erhebliche Nebenwirkungen. Sie haben drastische Behandlungen vorgeschlagen bekommen und suchen jetzt eine zweite Meinung, weil man ihnen gesagt hat, dass sie operiert werden müssen. Bei mir bekommen sie dann Informationen, die sie sehr aufbauen, die ihnen neue Hoffnung geben. Und das schon allein deshalb, weil ich jedem sage, dass sich seine Krankheit verbessern lässt und man sie oft auch ausheilen kann, ohne radikal **Informationen, die neue Hoffnung geben** vorzugehen. Von da an lassen sie sich häufig nur noch von mir behandeln ... und siehe da: Bei einem Großteil der Fälle lösen sich die »gefährlichen« Krankheitsbilder Hashimoto und Basedow auch wirklich in Luft auf. Die Krankheitsverläufe sind dann doch nicht so schlimm, wie man es ihnen prophezeit hat, obwohl ein erkleklicher Anteil der Patientinnen (meistens sind es ja Frauen) voll auf die Naturheilkunde setzt und dabei Arzneien anwendet, von denen die Schulmedizin behauptet, sie würden gar nicht wirken können.

Ich gestehe Ihnen ganz offen, dass es mir Spaß macht, so häufig von radikalen Eingriffen bei der Schilddrüse abzuraten. Meiner Meinung nach ist es einfach nicht einzusehen, dass die Schilddrüse nur deshalb, weil sie ein Organ ist, das man mit einer Tablette (notdürftig) ersetzen kann, einfach herausgeschnitten wird. Und das vielleicht nur, weil es von Chirurgen relativ einfach und risikoarm gemacht werden kann und ein medizinisches Zentrum dabei gutes Geld verdient. So entbehrlich ist die Schilddrüse wiederum nicht, wie das manche behaupten. Sie ist als die größte Hormondrüse des Körpers den Geschlechtsdrüsen übergeordnet und entscheidet stark über unsere Emotionalität und Sinnlichkeit – kurz gesagt, darüber, wie stark wir das Leben in uns spüren. So ein Organ will sorgsam behandelt werden. Und wenn es nicht gerade verkrebst ist oder ein autonomes Adenom jeden sanften Therapieversuch einer Überfunktion sabotiert, lässt es sich in nahezu allen Fällen mit Heilpflanzen oder Homöopathie heilen.

In diesem Buch haben Sie die ganzheitliche Therapie von Hashimoto und Basedow kennengelernt. Sie werden nicht immer alle Rezepte und Möglichkeiten selbst ausprobieren und erforschen können. Doch Sie sollten zumindest einiges versuchen, denn es wird Ihnen in vielen Fällen helfen. Meist merken Sie es schon positiv, wenn Sie einfach die Basiskur mit den Schüßler-Salzen machen. Die Feineinstellung einer schulmedizinischen Substitutionstherapie – die Gabe von L-Thyroxin oder anderen Schilddrüsenhormonprodukten – werden Sie im Zweifelsfall einem Endokrinologen oder Schilddrüsenspezialisten oder Ihrem Hausarzt überlassen. Doch die ergänzenden naturheilkundlichen Maßnahmen, die Sie in diesem Buch kennengelernt haben, können Sie selbst und auch in Verbindung mit der schulmedizinischen Therapie anwenden. Das geht in Absprache mit dem Arzt oder auch ohne ihn – dafür spricht auch, dass die Kombination zwischen dem, was er mit Ihnen macht und den »energetischen« Arzneien, die Sie anwenden, durch keine diagnostische Methode nachweisbar ist. Beide Therapien können außerdem frei kombiniert werden, ohne dass die eine die andere in ihrer Wirkung abschwächt. So gesehen ist Ganzheitlichkeit in der Behandlung von Autoimmunkrankheiten der Schilddrüse in allen Fällen möglich, sofern Sie nur den Mut fassen, an sich selbst »Hand anzulegen«. Dazu möchte ich Sie ausdrücklich ermutigen: Sie können dabei nichts falsch machen oder kaputt machen. Wohl aber können Sie Beschwerden lindern und mitunter auch eine Ausheilung Ihrer Krankheit erreichen, die Ihnen die Möglichkeit gibt, Ihr Leben aus dem Vollen zu leben und glücklich zu sein.

Register